TRAITÉ COMPLET

DE L'ANATOMIE

DES

ANIMAUX DOMESTIQUES.

IMPRIMERIE DE FÉLIX LOCQUIN, 16, RUE NOTRE-DAME-DES-VICTOIRES.

TRAITÉ COMPLET

DE

L'ANATOMIE

DES

ANIMAUX DOMESTIQUES

Par RIGOT,

PROFESSEUR D'ANATOMIE ET DE PHYSIOLOGIE A L'ÉCOLE ROYALE
VÉTÉRINAIRE D'ALFORT,

Membre honoraire des Sociétés vétérinaires de Londres,
du Finistère et du Calvados,
Membre correspondant de la Société de Médecine de Château-Gontier.

TROISIEME LIVRAISON.

TROISIÈME PARTIE.

MYOLOGIE,

OU

DESCRIPTION DES MUSCLES ET DE LEURS ANNEXES.

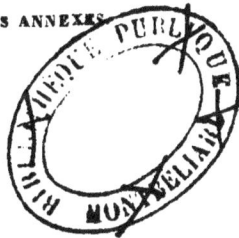

PARIS

ANCIENNE MAISON BECHET JEUNE,

LABÉ, successeur de **BECHET Jeune** et **LABÉ,**

LIBRAIRE DE LA FACULTÉ DE MÉDECINE,
Place de l'École de médecine, 4.

—

JUILLET 1842.

MYOLOGIE [1]

OU DESCRIPTION DES MUSCLES ET DE LEURS ANNEXES.

CONSIDÉRATIONS GÉNÉRALES.

Dans la science de l'organisation, la myologie a tout à la fois pour objet la description des muscles et celle des aponévroses et des tendons qui servent d'enveloppes ou de moyens d'attache à la plupart de ces organes contractiles. *Définition.*

Agents actifs de toutes les attitudes et de tous les mouvements tant généraux que partiels, les muscles sont des organes mous, rouges ou rougeâtres, fasciculés, fibreux et éminemment contractiles, qui composent la majeure partie de la masse totale de l'être, et qui déterminent plus spécialement le volume et les formes extérieures du corps. *Définition des muscles.*

DIVISION DES MUSCLES.

Les muscles ont été distingués en *extérieurs* et en *intérieurs*.

[1] De μυος muscle, dérivé de μυειν mouvoir, et λογος discours.

1

1° Les muscles *extérieurs*, encore appelés muscles de la *vie animale*, muscles *volontaires*, sont d'un rouge de sang et toujours pleins ou solides ; généralement pourvus d'aponévroses et de tendons, ils affectent des formes et un volume très variés, appartiennent tous aux fonctions de relation, obéissent aux excitations du centre nerveux cérébro-spinal, et entrent en action sous l'influence de la volonté.

2° Les muscles *intérieurs*, encore nommés muscles de la *vie nutritive organique* ou *végétative*, muscles *involontaires*, sont généralement d'une couleur grisâtre ou rosée, creux, membraniformes et dépourvus d'aponévroses et de tendons ; ils font tous partie des appareils de nutrition, obéissent aux excitations latentes du système nerveux ganglionnaire, et leur action est indépendante de la volonté.

Les *muscles extérieurs* ou volontaires, les seuls qui soient à proprement parler du ressort de la myologie, sont : (y compris ceux des lèvres, des aîles du nez, des yeux, des oreilles, du voile du palais, de la langue, de l'hyoïde, du pharynx, du larynx, des organes génitaux et de l'anus, dont nous renvoyons la description à celle des appareils dont ils font partie) au nombre de 463 dans les *monodactyles*, de 420 dans les *didactyles*, de 424 dans les *tétradactyles réguliers*, et de 417 dans les *tétradactyles irréguliers*.

Disposés par groupes dans toutes les parties du corps qui sont le siège de mouvements sur lesquels la volonté peut avoir une influence quelconque, les muscles y sont le plus ordinairement superposés, et toujours séparés les uns des autres par des couches cellulo-fibreuses plus ou moins épaisses qui constituent comme autant de milieux que l'on est convenu de nommer *interstices* et dans lesquels rampent des vaisseaux et des nerfs de différents ordres.

1° De même que les os, les muscles affectent dans l'économie animale deux grandes dispositions qui les ont fait distinguer en *pairs* et en *impairs*.

A. Les muscles *impairs*, en très petit nombre, occupent la ligne médiane, et tous, à l'exception d'un seul nommé *diaphragme*, affectent une forme symétrique : tels sont l'orbiculaire des lèvres, le sphincter de l'anus, l'accélérateur, l'aryténoïdien, le staphylin, le naso-transversal, etc.

B. Les muscles *pairs*, disposés régulièrement et en double sur les côtés de la ligne médiane du corps, sont tous insymétriques comme les différentes pièces du squelette autour desquelles ils sont groupés : tels sont les muscles des membres, et la plupart de ceux du tronc.

2° Eu égard à leurs dimensions relatives, les muscles ont été divisés en *grands*, *moyens*, *petits* et très *petits*.

3° D'après le rapport dans lequel se trouvent leurs trois dimensions, les muscles ont encore été distingués en *longs*, *larges* et *courts*.

A. Les *muscles longs* appartiennent principalement aux membres ; renflés la plupart à leur partie moyenne,

rétrécis et tendineux à leurs extrémités, ils sont en général superposés parallèlement et groupés en nombre variable autour des diverses pièces osseuses dans lesquelles la longueur est aussi la dimension prédominante. Les plus superficiels sont toujours les plus longs et les moins obliques ; la plupart de ces muscles ne sont attachés que par leurs extrémités seulement et presque toujours au delà de la section du corps à laquelle ils appartiennent ; enfin, les plus longs passent ordinairement sur plusieurs articulations dont ils peuvent être considérés comme des moteurs communs.

B. Les *muscles larges* concourent plus spécialement à
former certaines cavités dont les parois devaient être
tout à la fois élastiques et mobiles ; ces muscles sont ordinairement *quadrilatères* lorsque toutes leurs attaches
se font au tronc, exemple : les dentelés de la respiration,
et *triangulaires* si du tronc ils s'étendent aux membres,
exemple : le grand dorsal. Lorsque plusieurs de ces muscles sont superposés, leurs fibres sont toujours dirigées
de manière à se croiser ; disposition de laquelle résulte
une sorte de tissure qui a bien certainement le double
avantage de rendre les mouvements plus réguliers et
d'augmenter la force de résistance des parois que ces
muscles concourent à former. Les muscles larges s'attachent généralement par toute leur circonférence à la
fois et c'est à eux qu'appartiennent plus spécialement
ces grandes expansions fibreuses que l'on désigne sous le
nom *d'aponévroses.*

C. Les *muscles courts*, toujours situés profondément
soit au voisinage des grandes articulations, soit et le
plus souvent autour des os courts, sont dans plusieurs
points de l'économie groupés ou disposés par séries à la
suite les uns des autres de manière à simuler dans leur
ensemble des muscles longs ; telle est surtout la disposition qu'affectent quelques uns des muscles spinaux.

4° D'après la ressemblance plus ou moins grossière que
présentent les muscles, soit avec des formes géométri-
ques, soit avec des objets généralement connus, on
en a distingué de *quadrilatères*, de *carrés*, de *triangulaires*, de *rhomboïdaux*, de *prismatiques*, de *pyramidaux*, de *trapézoïdes*, de *conoïdes*, de *cylindroïdes*, de
fusiformes, de *rubanés*, etc.

Les muscles, quelle que soit d'ailleurs la forme qu'ils
affectent, sont ou *simples* ou *divisés* ; et tantôt la division

se trouve du côté de l'attache le plus habituellement fixe, tantôt, et c'est même le cas le plus ordinaire, la division correspond à l'attache mobile. Quoi qu'il en soit et sans avoir égard au point de division, on nomme *biceps* tous les muscles divisés en deux parties à l'une ou à l'autre de leurs extrémités, et *triceps* ceux qui présentent trois divisions.

On distingue généralement dans chaque muscle long un *corps* ou *partie moyenne*, et deux *extrémités* que l'on a encore désignées sous les noms métaphoriques de *tête* et de *queue*.

Régions des muscles.

A. Le *corps* ou le *ventre*, qui constitue presque toujours la partie la plus volumineuse de l'organe, est tantôt simple et tantôt partagé par des lames aponévrotiques en un nombre variable de petites masses qu'on pourrait considérer comme autant de muscles particuliers, si l'on n'était pas convenu de ne considérer comme tels que des masses charnues qui, remplissant des usages distincts et bien déterminés, sont en outre généralement isolées les unes des autres, sinon par toute leur étendue à la fois, au moins par leur corps et par l'une ou l'autre de leurs extrémités. D'autres fois enfin, bien que plus rarement, le corps des muscles se trouve divisé dans sa longueur par un tendon moyen; le nom de *digastrique* a été donné à chacun des muscles qui présentent cette disposition.

Corps.

B. Par leurs extrémités qui, soit simples, soit divisées, sont généralement rétrécies, la plupart des muscles aboutissent à des *tendons* ou à des *aponévroses* au moyen desquels ils vont s'attacher aux différentes pièces de la charpente animale qu'ils sont destinés à mouvoir. Les muscles qui s'insèrent à la peau sont ordinairement dépourvus de ces sortes d'annexes fibreux.

Extrémités.

DIVISION DES MUSCLES D'APRÈS LEURS USAGES.

Les muscles peuvent concourir à l'exécution d'un même mouvement, ou déterminer des mouvements diamétralement opposés : de là leur division en *congénères* [1] et en *antagonistes* [2]; et eu égard à l'espèce de mouvement qu'ils impriment, on les a distingués en *fléchisseurs, extenseurs, abducteurs, adducteurs, rotateurs, élévateurs, abaisseurs, dilatateurs, constricteurs, supinateurs, pronateurs* et *tenseurs,* suivant qu'ils opèrent la *flexion,* l'*extension,* l'*abduction,* l'*adduction,* la *rotation,* l'*élévation,* l'*abaissement,* la *dilatation,* le *resserrement,* la *supination,* la *pronation* ou la *tension* de certaines parties. Point de muscles *circumducteurs,* attendu que la circumduction ou le mouvement en fronde n'est que le produit de l'action successive des muscles fléchisseurs, extenseurs, abducteurs et adducteurs, ou en d'autres termes, la transition successive du rayon mobile par l'un et l'autre des mouvements que produisent ces quatre ordres de muscles.

Prépondérance relative de certains muscles. Dans presque toutes les parties du corps les muscles affectés à un mouvement déterminé sont plus forts que ceux qui déterminent le mouvement opposé. Cette prédominance de certains muscles sur d'autres paraît dépendre tout à la fois, de la longueur respective des fibres musculaires et de leur nombre, de la disposition qu'affectent les muscles par rapport aux leviers sur lesquels ils agissent, et de l'attitude particulière que prennent ces leviers dans leur action la plus ordinaire.

---

[1] Du latin *congener*, de même genre.
[2] Du grec αντι, contre, et αγωνιζειν, agir.

DIRECTION DES MUSCLES.

La direction des muscles, sans la connaissance de laquelle il est impossible de bien apprécier l'usage de ces organes moteurs, doit être envisagée sous trois points de vue principaux : 1° d'une manière absolue ; 2° relativement à l'axe du corps ; 3° enfin par rapport à l'axe du levier dont les muscles représentent les puissances.

A. La *direction absolue*, encore appelé *axe propre* des muscles, et que représente une ligne moyenne étendue de l'une à l'autre extrémité de ces organes, est souvent très différente de la direction qu'affectent leurs fibres, et cette dernière direction n'est pas moins importante à étudier que l'autre sous le double point de vue de la physiologie et de la chirurgie.

Quand toutes les fibres sont droites et parallèles entre elles, la force d'action du muscle égale à la somme des forces de toutes les fibres, s'exerce suivant la direction même de ces fibres que l'on peut considérer comme autant de composantes. Si les fibres sont au contraire obliques les unes par rapport aux autres la force du muscle sera nécessairement différente.

C'est eu égard à cette direction absolue qu'on dit des muscles qu'ils sont *rectilignes, curvilignes, orbiculaires* : on dit encore de ces organes qu'ils sont *infléchis*, si, comme on l'observe assez fréquemment, ils subissent des déviations en passant sur des espèces de poulies fixes qui les détournent de leur direction première et les rapprochent de la perpendiculaire à leur insertion sur le levier qu'ils sont appelés à mouvoir. Dans les muscles qui présentent cette dernière disposition, la direction de l'action ne doit évidemment s'exprimer qu'à partir du point de réflexion.

Direction absolue.

Direction re-
lative.

B. La *direction* des muscles *relative à l'axe du corps* est très variée ; de là des différences dans la direction et l'intensité de l'action de ces organes : c'est eu égard à cette direction relative qu'on a distingué des muscles *droits, obliques* et *transverses*.

C. Quant à la *direction* qu'affectent les muscles par rapport au levier qu'ils meuvent, elle n'a évidemment rien d'absolu dans la plupart des cas ; car s'il est vrai qu'un très grand nombre de muscles soient parallèles ou presque parallèles à leurs leviers, il n'en est pas moins constant aussi qu'à un certain temps de leur action ces mêmes organes forment avec ces leviers des angles plus ou moins ouverts et qui grandissent comme l'action elle-même.

ATTACHES DES MUSCLES.

Les attaches des muscles, dont la connaissance suffit seule pour permettre de déterminer *à priori* l'usage de ces organes, doivent être envisagées sous deux principaux rapports : 1° en égard au mode d'union des fibres musculaires avec les tendons ou les aponévroses sur lesquels ces fibres vont s'implanter ; 2° relativement à l'insertion de ces parties fibreuses blanches funiculaires ou membraniformes au moyen desquelles la plupart des muscles volontaires vont aboutir aux différents leviers dont ils constituent les puissances.

Attaches des
fibres charnues.

L'insertion des fibres musculaires sur les tendons ou les aponévroses qui servent à transmettre leur action à des distances variables, peut se faire soit directement, soit obliquement. L'insertion oblique, la plus commune et la seule tout à la fois qui puisse modifier l'effet dynamique des muscles, donne lieu à trois combinaisons principales ; ainsi, lorsque des fibres musculaires viennent s'attacher dans une obliquité variable et quelquefois même perpendiculairement sur les deux côtés opposés d'un tendon moyen, comme les barbes d'une plume s'insèrent sur la tige qui leur sert de support commun, on dit que le muscle est *penniforme* ou *penné*, exemple : le mylo-hyoïdien ; *semi-penné* au contraire, si le tendon ne reçoit les fibres charnues que d'un seul côté, exemple : le petit psoas ; enfin *rayonné* ou *flabelliforme* si toutes les fibres charnues étalées à l'une de leurs extrémités s'attachent en convergeant sur le tendon ou l'aponévrose qui leur sert d'insertion commune, exemple : le muscle génio-glosse.

Quoi qu'il en soit du reste de ces combinaisons qui varient à l'infini, toujours est-il que les fibres charnues et tendineuses sont si solidement unies entre elles, sans qu'on puisse dire cependant qu'il y ait là une continuité réelle, que sous l'influence d'un effort violent et brusque, les unes ou les autres de ces fibres se déchirent plutôt dans leur continuité qu'elles ne cèdent dans le point de leur union réciproque.

On ne considère généralement comme attaches dans les muscles que les extrémités opposées de ces organes qui font suite en ligne droite à la direction générale de leurs fibres ; les autres rapports connectifs plus ou moins nombreux et étendus qu'ont les muscles avec les parties qui les avoisinent, ne constituent à proprement parler que de simples *adhérences*.

On appelle *attache fixe* celle sur laquelle le muscle semble prendre son appui pour entrer en action, et *attache mobile* celle qui est le plus habituellement entraînée ou mise en mouvement par l'action musculaire. Origine, insertion.

Pour faciliter les descriptions, on désigne encore, mais abusivement, l'attache fixe sous le nom métaphorique d'*origine*, et l'attache mobile sous la dénomination de *terminaison* et d'*insertion*.

Fusion des muscles.

Du côté de leur attache fixe, les muscles sont très souvent confondus plusieurs ensemble, tandis qu'ils sont presque toujours isolés les uns des autres et nettement circonscrits du côté de leur insertion. A l'égard de cette communauté d'origine, il est digne de remarque, qu'elle se fait principalement observer entre les muscles qui ont des usages analogues, ou bien encore entre ceux qui agissent simultanément.

Quand un muscle s'attache à deux parties qui sont à peu près également mobiles, son origine répond toujours à celle de ces deux parties qui l'est habituellement le moins.

Les deux attaches peuvent aussi devenir alternativement, et l'une par rapport à l'autre, le point fixe et le point mobile.

Principales variétés d'attaches.

Il existe six variétés principales d'attaches musculaires :

1° D'un os à l'autre ; c'est là le cas le plus ordinaire ;

2° D'un os à un cartilage, exemple : certains muscles de l'oreille externe ;

3° D'un cartilage à un autre ; ainsi que cela s'observe au larynx, à l'oreille externe et aux ailes du nez ;

4° D'un os à une aponévrose, exemple : la plupart des muscles tenseurs de ces expansions ;

5° D'un os à l'enveloppe fibreuse d'un organe, exemple · les muscles moteurs du globe de l'œil ;

6° D'un os ou d'un cartilage à la peau ; ainsi qu'on en trouve de nombreux exemples à la face ;

7° Enfin d'un muscle à un autre, comme cela s'observe à la langue et autour de la plupart des ouvertures naturelles.

RAPPORTS OU CONNÉXIONS DES MUSCLES.

Les muscles appelés de ce nom générique de *peau-* *ciers*, de même que la plupart de ceux des ouvertures naturelles, sont à peu près les seuls qui aient des rapports directs ou immédiats avec la peau, et qui agissent d'une manière toute spéciale sur cette enveloppe. Les autres muscles, quelque superficiels qu'ils soient, sont tous sans exception séparés de la peau par des aponévroses plus ou moins épaisses, qui rendent leur action complètement étrangère aux mouvements de cette enveloppe sous laquelle un grand nombre d'entre eux ne laissent cependant pas que de se dessiner assez fortement, surtout au moment où ils se contractent.

Avec la peau.

Les rapports des muscles avec les os sont nombreux et très variés. Les muscles les plus superficiels ne touchent ordinairement aux os que par les extrémités de leur corps ou par leurs tendons ; les muscles profonds au contraire répondent généralement aux pièces osseuses par toute leur longueur à la fois. Quoi qu'il en soit du reste, toujours la partie la plus volumineuse des muscles répond au corps ou à la partie la plus rétrécie de l'os, tandis que les extrémités ou les parties les plus étroites des muscles répondent aux extrémités ou aux régions les plus volumineuses des leviers osseux.

Avec les os.

Considérés au point de vue de leurs rapports mutuels, les muscles sont tantôt unis de la manière la plus étroite et en quelque sorte confondus entre eux dans une partie plus ou moins grande de leur longueur ; tels sont assez ordinairement les muscles qui remplissent des usages analogues, ou qui agissent simultanément. Tantôt, au contraire, et le plus généralement, ces organes sont enveloppés de couches celluleuses ou aponévrotiques spé-

Rapports mu- *tuels.*

ciales qui, tout en leur servant de moyen d'union, favorisent leur glissement, assurent l'indépendance de
leurs fonctions, et les isolent même dans leurs maladies.
Enfin, à côté des muscles qui sont unis d'une manière
lâche ou serrée dans toute leur longueur à la fois, on en
rencontre un assez grand nombre d'autres qui sont séparés par de grands intervalles remplis de tissu cellulaire graisseux que traversent presque toujours des troncs
vasculaires et nerveux.

Avec les vais-
seaux et les
nerfs. Quant aux rapports aussi nombreux qu'importants
des muscles avec les vaisseaux et les nerfs, on observe
généralement : 1° qu'au milieu des couches musculaires
d'une épaisseur un peu considérable, il existe presque toujours un ou plusieurs grands espaces celluleux occupés
par des troncs vasculaires et nerveux; 2° que partout
où les vaisseaux et les nerfs traversent les muscles, il
existe un anneau fibreux qui empêche que les fibres
charnues en action ne compriment trop fortement ces
conducteurs du sang et de la sensibilité; 3° que toujours,
et sans doute dans le même but, des gaines fibreuses spéciales isolent les vaisseaux et les nerfs des muscles au
milieu desquels ils sont situés; 4° enfin, que la plupart
des grosses artères inter-musculaires sont, dans leur
trajet, accompagnées d'un muscle qui en est pour ainsi
dire le *satellite*. Ainsi le long adducteur de la jambe serait le muscle satellite de l'artère crurale, le fléchisseur
interne du métacarpe celui de l'artère radiale postérieure, et le sous-scapulo-hyoïdien celui de l'artère carotide primitive.

STRUCTURE DES MUSCLES.

Tous les muscles, quelle que soit d'ailleurs la diversité
de leur situation, de leur volume et de leur forme, sont

essentiellement constitués par des *fibres propres*, *élémentaires* ou *contractiles*, rassemblées en fascicules et en
faisceaux qui affectent la forme de prismes à trois, quatre,
cinq six ou pans, et dont la longueur égale toujours celle
de l'intervalle qui sépare leurs deux points d'attache. **Fibres musculaires.**

Les *fibres musculaires*, visibles seulement à l'aide du
microscope, sont rouges ou rougeâtres, solides,
droites ou fluxueuses suivant l'état de relâchement ou
de contraction dans lequel elles se trouvent, et toujours parallèles entre elles. Chacune de ces fibres est
constituée par une série linéaire de globules unis entre
eux par un médium glutineux.

Indépendamment de ces fibres élémentaires ou primitives qui sont de nature fibrineuse et éminemment
contractiles, il entre encore dans la structure des muscles, du *tissu cellulaire*, de la *graisse*, des *vaisseaux*,
des *nerfs*, et une plus ou moins grande quantité de *fibres
albuginées* qui y constituent soit des *tendons*, soit des
aponévroses.

A. Le *tissu cellulaire*, après avoir entouré les mus- **Tissu cellulaire.**
cles et leur avoir formé une espèce de gaine d'une
épaisseur proportionnée à leur volume, pénètre ces
organes de toutes parts et va constituer des gaines sem-
blables, mais de plus en plus molles et ténues, à chaque
faisceau, à chaque fascicule, et très probablement aussi
à chaque fibre élémentaire.

B. On trouve également du *tissu adipeux* à la surface **Tissu adipeux.**
des muscles, dans les intervalles de leurs faisceaux, beaucoup plus rarement entre leurs fascicules, et jamais entre
leurs fibres primitives.

C. Les *vaisseaux* des muscles, généralement gros et **Vaisseaux.**
nombreux, se distinguent comme ceux des autres organes en *artères*, *veines* et *lymphatiques*.

Artères.   1° Les *artères* des muscles, après s'être ramifiées et
anastomosées dans leur enveloppe celluleuse générale,
pénètrent à différentes hauteurs et sous des angles variés
entre leurs faisceaux où elles se divisent de nouveau
pour pénétrer entre les fascicules, et jusque dans les
intervalles des fibres élémentaires, en suivant toujours
les diverses enveloppes celluleuses, et en présentant continuellement de nouvelles divisions et de nouvelles ana-
stomoses. Dans leur trajet, ces vaisseaux accompagnent
les faisceaux musculaires par des rameaux qui leur sont
parallèles, et en croisent la direction par des divisions
transverses plus tenues. Arrivées enfin à leur dernier
terme de division, les artères se continuent avec les
veines, sans qu'on puisse déterminer d'une manière ri-
goureuse comment elles concourent à la structure intime des fibres charnues.

Veines.   2° Les *veines* des muscles sont, comme dans les autres
organes, beaucoup plus nombreuses et plus volumineuses que les artères aux extrémités desquelles elles
semblent toutes prendre naissance.

Lymphatiques.   3° Dans les muscles, comme dans la plupart des autres
organes, les *vaisseaux lympathiques* forment deux plans,
l'un superficiel et l'autre profond, qui communiquent
largement ensemble ; quant au mode d'origine de ces
vaisseaux, il est complètement inconnu.

Nerfs.   D. Les *nerfs* des muscles volontaires, généralement
gros et nombreux, proviennent tous du système cérébro-
spinal ; ils pénètrent par divers points dans l'épaisseur
de ces organes contractiles, s'y divisent à la manière des
artères qu'ils accompagnent le plus ordinairement, et
échappent bientôt à la vue, en sorte qu'on ne peut rien
affirmer de bien positif touchant leur mode de terminaison.

On conjecture cependant qu'ils s'étendent jusqu'aux fibres primitives en se dépouillant de leur enveloppe névrilemmatique, et en devenant de plus en plus mous. Enfin, suivant certains anatomistes micrographes, les dernières ramifications des nerfs se termineraient en s'insérant sur les fibres musculaires dont elles couperaient la direction à angle droit, et suivant d'autres, les dernières divisions nerveuses formeraient des anses autour des fibres charnues.

Quoi qu'il en soit, ce qui paraît constant, c'est que le tronc du nerf marche dans l'épaisseur du muscle parallèlement à sa longueur; que ses divisions s'engagent entre les fascicules et les fibres dont elles coupent à angle droit la direction; qu'enfin si le muscle est contracté, on voit assez manifestement les ramifications les plus ténues du nerf répondre au sommet des flexuosités anguleuses que forment dans cet état les fibres charnues.

Comme les nerfs échappent à la vue, longtemps avant que leurs divisions soient à beaucoup près assez multipliées pour pouvoir se distribuer à toutes les fibres, on a supposé pour expliquer leur action sur toutes ces fibres à la fois, ou qu'ils se confondent à leur terminaison au tissu cellulaire intra-musculaire qui devenait dès lors un conducteur de l'influx nerveux, ou bien encore qu'ils ont une sphère d'activité étendue au delà de leur terminaison.

La couleur rouge des muscles, généralement considérée comme indépendante de celle du sang que contiennent leurs vaisseaux, n'offre la même nuance ni dans toutes les espèces d'animaux, ni dans tous les individus de la même espèce, ni dans tous les muscles d'un même sujet, ni à toutes les époques de la vie. Les monodactyles sont de tous les animaux domestiques ceux

Couleur des muscles.

chez lesquels la chair musculaire offre la couleur la plus brûlée.

Particularités de texture des muscles. La texture très serrée que présentent aussi les muscles des solipèdes, le grand nombre d'intersections tendineuses dont ces organes sont pourvus, la petite quantité et la rigidité du tissu cellulaire qui entre dans leur structure, et le peu de graisse qu'ils contiennent habituellement, sont sans doute les principales circonstances auxquelles doit être attribué le peu de *tendreté* et de *délicatesse* que présente la chair de ces animaux, si on la compare à celle des autres animaux domestiques, et surtout à celle des didactyles chez lesquels les muscles sont dans des conditions organiques tout à fait différentes.

Analyse chimique des muscles. A l'analyse chimique, la chair musculaire fournit une grande quantité de *fibrine*, de l'*albumine*, de la *gélatine*, de l'*acide lactique* libre, *différents sels* à base de *soude* et de *potasse*, une substance appelée *leucine*, et de l'*osmazôme* en quantité d'autant moins grande, que les muscles proviennent d'un sujet plus jeune; circonstance qui explique assez bien pourquoi, sous un même volume, la chair musculaire des jeunes animaux est moins nourrissante que celle des animaux adultes.

Action de l'eau. L'eau froide décolore les muscles en les dépouillant de leurs principes solubles, et laisse à nu toute leur partie fibrineuse.

Action de diverses substances. L'alcool, les acides étendus, l'essence de térébenthine, ou mieux encore le mélange à parties égales de cette huile volatile et d'alcool, le solutum de deutochlorure de mercure, d'alun, de sel marin, de nitre, d'acétate d'alumine et de proto-sulfate de fer, augmentent généralement la consistance de la chair musculaire en altérant sa couleur de diverses manières, et retardent ou empêchent même complètement sa décomposi-

tion ; aussi ces divers composés sont-ils ceux que l'on em-
ploie le plus ordinairement pour conserver les muscles.

La dessiccation de ces organes, avec ou sans amincis-
sement préalable, ayant le grave inconvénient de changer tout à la fois leur couleur, leur volume et leur
forme, est pour ce motif un procédé de conservation
généralement abandonné aujourd'hui.

Dessiccation des muscles.

La *préparation extemporanée* des muscles, bien pré-
férable pour l'étude aux procédés de conservation indi-
qués plus haut, consiste à isoler très exactement ces
organes des diverses parties qui les entourent en con-
servant autant que possible tous leurs rapports.

Dissection des muscles.

Pour atteindre ce but, il suffira après avoir mis les
muscles à découvert, de les dépouiller très nettement du
tissu cellulaire qui les environne et d'en circonscrire
toutes les attaches avec la plus scrupuleuse exactitude.

S'il est nécessaire qu'un muscle ainsi préparé soit
coupé pour en mettre un ou plusieurs autres à découvert, on devra autant que possible attendre qu'il soit
complètement refroidi, afin d'obtenir une section très
nette et de conserver à l'organe toute sa longueur.

Lorsque les muscles sont encore irritables au moment
où on les coupe, ils se rétractent toujours, et d'une
manière inégale.

Le muscle devra être coupé en travers, et autant que
possible par le milieu, afin de conserver, sinon toutes
ses attaches, au moins les principales, et de se réserver
par là le moyen de remettre au besoin l'organe dans sa
position à peu près naturelle.

On devra se comporter de la même manière à l'égard
des aponévroses d'enveloppe générales ou spéciales qu'on
aura été obligé de diviser pour mettre les muscles à
découvert.

2

Dans la dissection des muscles on devra faire agir le scalpel ou le bistouri parallèlement aux faisceaux de ces organes , afin d'éviter autant que possible d'y faire des espèces d'encoches qui donnent toujours un vilain aspect aux dissections.

La division des muscles larges , qu'elle ait lieu dans un sens seulement ou dans plusieurs directions à la fois, nécessitera par rapport aux attaches les mêmes précautions que celles recommandées pour les muscles longs et courts.

Les sujets d'une constitution robuste ou athlétique , et plutôt maigres que gras , sont ceux qu'il convient de choisir pour l'étude du système musculaire.

DES TENDONS EN GÉNÉRAL [1].

Définition.

Les tendons sont des parties fibreuses blanches et de forme funiculaire , dont l'objet le plus ordinaire est de conduire, transmettre et régulariser l'action musculaire.

Situation.

Les uns situés aux extrémités des muscles se présentent sous la forme de cordons arrondis ou aplatis, et parcourent un trajet plus ou moins long, tantôt en suivant une direction droite et d'autres fois en s'infléchissant dans un ou plusieurs points de leur longueur, ce sont les *tendons proprement dits* ou *d'insertion*. Les autres entremêlés aux fibres charnues qu'ils semblent interrompre et affectant le plus ordinairement une forme rubanée, constituent les *intersections tendineuses* et *aponévrotiques* ou les *énervations*.

Formes.

Parmi les tendons dits d'insertion, il en est qui affectant une forme funiculaire dans la plus grande partie

[1] Du grec τενον.

de leur longueur, s'élargissent ou même s'épanouissent en membrane à l'une de leurs extrémités ou aux deux à la fois ; quelques autres simples ou indivis à l'une de leurs extrémités se partagent à l'autre en plusieurs cordons de forme et de longueur variables.

A. Par leur extrémité abusivement appelée origine, les tendons se prolongent sur la surface et dans l'épaisseur des muscles en s'épanouissant sous forme de membrane ou en se divisant par lames qui reçoivent toutes les fibres charnues et leur adhèrent d'une manière si solide que les plus violents efforts ne parviennent presque jamais à détruire ce mode d'adhésion organique qui a même pendant longtemps fait admettre, mais à tort, une continuité entre les fibres musculaires et tendineuses. Cette disposition si remarquable et en même temps si générale, qu'affectent les tendons à leur point d'union avec les muscles, a très certainement pour principal sinon pour unique avantage, d'augmenter l'étendue de la surface d'implantation des fibres musculaires que ces cordes recueillent pour ainsi dire, afin de concentrer leurs efforts sur un seul et même point.

Extrémités des
tendons.

B. Par l'autre extrémité qui est presque toujours élargie et souvent divisée, les tendons s'attachent le plus ordinairement aux os, et leurs connexions avec ces organes sont tellement solides, que ces cordes fibreuses se rompent plutôt dans leur continuité sous l'influence d'un violent effort que de céder à leur point d'union avec les parties osseuses auxquelles elles s'insèrent.

Quelques tendons, au lieu d'aller aboutir directement à un os ou à toute autre pièce du squelette, vont se terminer soit à des muscles, soit et le plus ordinairement à des gaines aponévrotiques générales ou partielles ; tel est le tendon par lequel le coraco-radial va se réunir à l'aponévrose anti-brachiale.

Les tendons sont entourés de tissu cellulaire commun et lâche ou de membranes synoviales qui favorisent leur glissement. Quelques uns, et ce sont généralement les plus longs, traversent un nombre variable d'*anneaux* ou de *canaux fibreux* qui les tiennent infléchis et préviennent leur déplacement.

Texture. Tous, sans distinction, sont formés de fibres blanches excessivement déliées, parallèles entre elles et très étroitement unies.

Quelques uns présentent même une texture fibro-cartilagineuse, là où ils s'appuient, s'infléchissent ou frottent sur des os.

Vaisseaux et nerfs. Les tendons ne reçoivent qu'une très petite quantité de vaisseaux et de nerfs dont la disposition est à peu près complètement ignorée.

Propriétés physiques. Leurs propriétés physiques essentielles sont : une couleur blanche resplendissante satinée ou azurée, une ténacité ou force de cohésion qui leur permet de résister aux plus violents efforts, et une inextensibilité presque absolue qui les rend éminemment propres à transmettre sans aucune perte l'action musculaire.

Vitalité. Les tendons ne jouissent que d'une vitalité très faible, et ils sont dans l'état physiologique insensibles à tous les stimulants ordinaires.

Action de l'eau froide. La macération longtemps prolongée produit la désunion de leurs fibres, les ramollit et finit par les transformer en une substance muciforme.

Dessication. Par la dessiccation les tendons jaunissent, perdent leur souplesse et deviennent cassants.

Action de l'eau chaude. L'eau bouillante les crispe d'abord, puis les gonfle et

finit par les réduire à peu près complètement en gélatine.

Les acides et les alcalis concentrés les dissolvent.

Action des aci-
des et des alca-
lis.
Suivant l'âge.

Dans la jeunesse, les tendons sont mous et assez élastiques ; avec l'âge ils prennent une teinte jaunâtre et deviennent plus denses, plus secs et moins solubles dans
l'eau bouillante.

Leur ossification sénile est cependant très rare et
toujours partielle. La rareté de cette transformation organique est d'autant plus remarquable que dans certaines
espèces d'animaux, les oiseaux par exemple, l'ossification des tendons est un phénomène constant et régulier.

Lorsqu'un tendon a été divisé ou rompu, il se réunit
au moyen d'un tissu de nouvelle formation qui acquiert
avec le temps une très grande force de cohésion.

Les tendons sont non seulement destinés à donner implantation aux fibres musculaires, à servir d'insertion
aux muscles, et à transmettre leur action, mais encore
à établir des rapports et à former des cordes de soutien,
de support et de réaction.

DES APONÉVROSES EN GÉNÉRAL [1].

Les aponévroses sont des expansions fibreuses, blanches, inextensibles et très résistantes, qui servent soit
d'enveloppe, soit de moyen d'attaches aux muscles, ou
qui remplissent à l'égard de ces organes ces deux usages
à la fois.

Depuis Bichat qui le premier les a envisagées d'une
manière générale et rangées dans sa division du système
fibreux blanc à forme membraneuse, les aponévroses
ont été partagées en deux classes : l'une comprend les

[1] Du grec απο, de, et de νευρον, nerf.

aponévroses d'insertion ou *d'attache*, et l'autre les *apo-névroses d'enveloppe* ou de *contention*.

Aponévroses d'insertion. A. Parmi les *aponévroses d'insertion*, c'est à dire parmi celles qui servent d'origine ou de terminaison aux muscles, les unes font suite à des cordes tendineuses dont elles ne sont en réalité que des épanouissements, exemple : l'expansion terminale du tendon des muscles sterno-maxillaire et de l'extenseur commun des phalanges ; les autres, en beaucoup plus grand nombre, et toujours plus vastes, procèdent directement des fibres charnues auxquelles elles servent d'attache commune, exemple : les aponévroses des muscles obliques et transverses de l'abdomen. Quelquefois enfin les aponévroses d'insertion occupent le centre d'un muscle et sont entourées de tous côtés par les fibres charnues, exemple : le diaphragme.

Aponévroses d'enveloppe. B. Les *aponévroses d'enveloppe* ou de *contention*, c'est à dire celles qui servent plus spécialement à envelopper les muscles, à affermir leur contraction et à prévenir leur déplacement, sont dites *générales* quand elles enveloppent plusieurs grandes régions du corps à la fois, et *partielles* lorsqu'elles n'engainent qu'un petit nombre de muscles ou seulement un muscle en particulier. Ces espèces d'aponévroses, dont l'épaisseur et partant la résistance sont toujours proportionnelles à la force des muscles et à la tendance qu'ont ces organes à se déplacer pendant leur contraction, se rencontrent non seulement aux membres, mais encore sur les différentes régions du tronc.

Régions des aponévroses. Toute aponévrose, quelles que soient du reste son étendue, sa configuration et la classe à laquelle elle appartient, présente deux *faces* et une *circonférence* par lesquelles s'établissent ses différents rapports connectifs.

1° Les *faces*, toutes les deux adhérentes, sont distin- guées en *externe* et en *interne*.

A. Par leur *face externe* les aponévroses d'enveloppe générales tiennent la plupart à la peau au moyen d'une couche de tissu cellulaire lâche ou serré que traversent des veines, des lymphatiques et des divisions nerveuses.

B. A leur *face interne* les aponévroses présentent généralement un plus ou moins grand nombre de prolongements qui en s'interposant aux muscles les engainent, les isolent les uns des autres, leur donnent attache, favorisent leur action et préviennent leur déplacement.

2° Par leurs *bords* et leurs *angles*, en un mot par toute leur *circonférence* à la fois, les aponévroses sont ou continues entre elles, ou unies à des fibres musculaires comme le sont toutes celles dites d'insertion, ou bien encore, ainsi que cela s'observe très communément, ces expansions vont se fixer soit à des parties ligamenteuses et tendineuses, soit à des os.

Toutes les aponévroses sont percées d'un nombre va- riable d'ouvertures qui constituent autant d'*anneaux*, d'*arcades* et même de *canaux* destinés à conduire et à protéger les vaisseaux ou les nerfs qui traversent ces expansions. Ces ouvertures vasculaires et nerveuses offrent ceci de remarquable, que leur diamètre excède toujours celui de la partie à laquelle elles livrent passage. Cette disposition semble avoir pour objet de prévenir toute espèce de compression.

Toutes les aponévroses, sans distinction d'espèce, ont un ou plusieurs muscles qui en augmentent la tension en se contractant. Ainsi, l'aponévrose dorso-lombaire a pour tenseur le grand dorsal et le moyen fessier;

le fascia lata est le tenseur de l'aponévrose crurale antérieure, et l'aponévrose antibrachiale est tendue par les muscles sterno-aponévrotique, long scapulo-olecrânien et coraco-radial.

Texture. Les fibres qui entrent dans la structure des aponévroses sont blanches et jouissent de propriétés identiques, mais elles n'affectent pas une disposition semblable dans toutes ces expansions : ainsi les aponévroses minces et surtout celles d'insertion, ne sont ordinairement formées que d'un seul plan de fibres parallèles entre elles et continues en ligne directe aux fibres charnues à l'attache desquelles elles sont spécialement destinées ; tandis que les aponévroses de contention, généralement plus fortes et appelées à résister dans tous les sens à la fois, sont presque toutes composées de plusieurs plans superposés dont les fibres s'entrecroisent et se nattent en différents sens.

Epaisseur. Les expansions aponévrotiques, quels que soient leur disposition, leur structure et leurs usages, présentent du reste une épaisseur, et conséquemment une résistance rigoureusement proportionnelle à la force des muscles qu'elles enveloppent ou auxquels elles servent de moyen d'attache.

Propriétés physiques. Les aponévroses sont, comme toutes les parties blanches, fort peu extensibles ; de là les phénomènes d'étranglement qui se manifestent presque toujours dans les inflammations développées en dessous de ces expansions ; soumises à une cause de distension lente et graduée, elles finissent cependant par céder soit en perdant simplement de leur épaisseur ou en s'éraillant ; l'élasticité des aponévroses est si faible, que lorsque leur distension a dépassé certaines limites, elles ne reviennent presque jamais à leurs dimensions premières.

Les vaisseaux et les nerfs des aponévroses sont en très petit nombre et peu connus. Vaisseaux et nerfs.

Insensibles aux excitants directement portés sur elles, ces expansions deviennent très douloureuses lorsqu'elles ont éprouvé une distension brusque.

Le peu de vitalité dont sont douées les aponévroses, ce qui du reste leur est commun avec les autres parties albuginées de l'économie, explique suffisamment pourquoi elles ne participent pas ordinairement aux affections des parties qui les avoisinent, et pourquoi il arrive même qu'elles forment des limites que ces affections ne franchissent que très rarement. Vitalité.

Les usages des aponévroses sont : Usages.

1° De servir d'insertion aux muscles, et sous ce rapport elles ont le grand et incontestable avantage de concentrer l'effort d'un très grand nombre de fibres charnues sur une partie étroite où toutes ces fibres n'auraient pu s'insérer isolément ;

2° D'augmenter l'intensité d'action des muscles par la pression qu'elles exercent sur eux ;

3° De prévenir le déplacement de ces organes ;

4° De faciliter les mouvements de la peau par la rondeur qu'elles donnent aux contours ;

5° Enfin, de mettre les vaisseaux et les nerfs qu'elles engainent à l'abri des compressions trop fortes que les muscles pourraient exercer sur eux en se contractant.

Quant au développement de ces expansions, on peut le considérer comme étant rigoureusement proportionnel à celui des muscles.

Les *enveloppes fibreuses des tendons*, analogues sous tant de rapports aux aponévroses, affectent tantôt la forme de *gaines*, et tantôt celle de *brides*, ou de *demicanaux* qui ont pour usages de contenir les tendons, de Gaines fibreuses des tendons.

les maintenir appliqués contre les diverses parties sur
lesquelles ils glissent, et de favoriser leur réflexion.

USAGES DES MUSCLES.

Organes actifs des mouvements et des attitudes, les
muscles constituent la puissance appliquée aux leviers
que représentent les différentes pièces du squelette.

Les mouvements et les attitudes sont une conséquence
de l'action musculaire qui elle-même résulte de la propriété qu'ont les muscles dans l'état de vie de pouvoir
se raccourcir, propriété connue sous les noms de *contractilité*, d'*irritabilité musculaire* ou de *myotilité*.

Contraction, définition. La *contraction musculaire*, qui n'est autre que la contractilité en action, offre à étudier : 1° les *phénomènes*
qui la caractérisent ; 2° les *conditions* qui la comman-
dent ; 3° le *principe* ou la cause qui la détermine ;
4° enfin, les *effets* qui en résultent.

Phénomènes. 1° *Phénomènes de la contraction.* Pendant leur contraction, les fibres musculaires se *plissent* ou se *fléchissent*
suivant leur longueur, en formant des sinuosités anguleuses, ou des zig-zag très réguliers. Le muscle en entier
durcit, se *gonfle* sans *changer* ni de *couleur* ni de *volume*, et acquiert une *élasticité* telle qu'il devient susceptible de vibrer. Lorsque l'action musculaire vient à
cesser, tous ces phénomènes disparaissent et le muscle
se trouve être alors dans l'état de *relâchement*.

A. Le *raccourcissement* du muscle en action n'est
évidemment que la conséquence du plissement de ses
fibres.

B. Son *endurcissement* est très probablement dû à un
accroissement momentané de l'attraction moléculaire
entre les particules de ces mêmes fibres.

C. Enfin, si le muscle en action ne change point de volume, c'est qu'ainsi que l'expérience le démontre, le *raccourcissement* et le *gonflement* se compensent mutuellement.

Les tendons et les aponévroses ne prennent aucune part active à la contraction musculaire.

La contraction musculaire offre à considérer : sa *durée*, sa *vitesse*, sa *force* et son *étendue*.

A. *Durée de la contraction*. Tout ce que l'on sait à cet égard, c'est que l'action musculaire ne peut être incessante, et que sa durée est même toujours très limitée.

Durée.

B. La *vitesse de la contraction* est en quelque sorte *électrique*, et tient probablement à la rapidité très grande avec laquelle l'influx nerveux se communique aux fibres musculaires ; elle varie du reste suivant l'âge et le sujet.

Vitesse.

C. La *force* ou l'*intensité de contraction*, encore nommée *force intrinsèque* ou *effective* des muscles, est relative 1° au nombre de fibres contractiles de ces organes, et conséquemment au volume qu'ils présentent ; chacune de ces fibres ayant une puissance propre, on conçoit que plus il en entrera dans un muscle, plus la contraction de cet organe sera intense ou énergique ; 2° A l'*angle* plus ou moins ouvert que forment les fibres musculaires avec les parties tendineuses qui leur servent d'insertion ; 3° à la *direction* qu'affectent ces mêmes fibres par rapport à l'axe fictif du muscle ; 4° à la *qualité* ou à la *nature* de la fibre musculaire elle-même ; 5° à l'*intensité* du stimulant qui a provoqué l'action du muscle ; 6° enfin, à l'*âge* du sujet.

Force.

D. L'*étendue de contraction*, ou en d'autres termes le degré de raccourcissement dont les muscles sont sus-

Etendue.

ceptibles, est rigoureusement proportionnel à la longueur de leurs fibres propres et on l'évalue approximativement à un quart de la longueur de ces mêmes fibres.

Myotilité. Dé-
finition. condi-
tions.
2° Les *conditions* de la *myotilité*, ou en d'autres termes, de l'*aptitude* à la contraction, sont : 1° la *vie* du muscle ; 2° sa *libre communication* avec les centres circulatoires et nerveux ; 3° son *état* parfait d'*intégrité* ; 4° enfin l'*action* d'un *excitant*.

Ainsi, la ligature des vaisseaux ou des nerfs destinés aux muscles, la contusion de ces organes contractiles, leur inflammation, l'accumulation insolite de la graisse entre leurs fascicules, et la distension extrême de leurs fibres, sont autant de circonstances qui diminuent et anéantissent même plus ou moins subitement la contractilité.

Les excitants qui provoquent la contraction des muscles extérieurs sont : la *volonté*, les *émotions*, l'*irritation* directe ou sympathique du système nerveux, l'*excitation* immédiate des muscles, ou seulement de leur enveloppe celluleuse ; enfin la *stimulation* de la peau, ou même celle de quelques parties du système tégumentaire interne.

Principe.
3° Le *Principe* de l'*irritabilité musculaire*, tour à tour attribué à l'influence nerveuse, à celle du sang, et à l'action réciproque des nerfs et du sang sur les fibres musculaires est, comme toutes les causes des actions organiques, à peu près complètement inconnu.

Si l'on considère cependant les rapports assez bien constatés qui existent entre les nerfs et les plis anguleux que forment les fibres musculaires contractées, on concevra sans peine que l'influx nerveux doit au moins avoir une part très large dans la contraction musculaire.

Effets.
4° *Effets de la contraction.* Les *mouvements* tant gé-

néraux que *partiels*, la *station* et les *attitudes* diverses ,
tels sont les principaux effets de la contraction des muscles
volontaires.

Les mouvements, comme les attitudes les plus simples en apparence, exigent presque toujours l'action
simultanée ou la synergie d'un plus ou moins grand nombre de muscles.

Pour déterminer *à priori* le mode d'action d'un muscle, il suffit de connaître les attaches et la direction de
cet organe.

A. Les muscles *rectilignes* déterminent le rapprochement direct et souvent mutuel des parties auxquelles ils
sont attachés.

Lorsque les deux points d'attache d'un muscle ne diffèrent pas sensiblement l'un de l'autre, sous le rapport
de leur fixité ou de leur mobilité, la contraction tend à
les mouvoir également, et dans ce cas le point fixe et le
point mobile peuvent changer alternativement ; tandis
qu'un pareil changement ne peut jamais avoir lieu à
l'égard des muscles qui s'attachent à des parties de na- .
ture et de fixité très différentes ; tel est le cas dans lequel
se trouvent tous ceux de ces organes qui s'étendent des
parties dures aux parties molles ; ajoutons encore que
l'attache des muscles la plus habituellement fixe est généralement celle qui se trouve la plus rapprochée du
tronc.

B. Les muscles *circulaires*, ou disposés en sphincters,
ont pour effet de resserrer les ouvertures ou les canaux
qu'ils circonscrivent.

C. Les muscles *curvilignes* ou recourbés en arc , ten-
dant à devenir rectilignes pendant leur contraction , diminuent conséquemment la capacité des cavités dont ils
concourent à former les parois.

D. Les muscles *réfléchis* tendent aussi à se redresser pendant leur contraction ; la direction d'action de ces muscles se détermine à partir seulement de leur point de réflexion.

Lorsqu'un muscle passe sur plusieurs articulations, il les meut successivement en mettant d'abord et le plus ordinairement en mouvement celle de ces jointures qui se trouve être la plus voisine de son point d'insertion. Les muscles qui affectent cette disposition sont évidemment auxiliaires des muscles courts et étendus seulement de l'une à l'autre des pièces qui s'articulent entre elles.

Dans les membres, la plupart des muscles font encore l'office de ressorts et même de ligaments actifs.

La direction quelquefois très différente qu'affectent, les uns par rapport aux autres, certains muscles congénères, semble avoir entre autres objets celui de donner plus de précision aux mouvements.

On appelle *effort* toute action musculaire d'une intensité extraordinaire qui tend à vaincre une résistance quelconque.

Causes qui modifient l'action musculaire. Il existe dans l'organisme diverses conditions qui modifient l'action des muscles, et qui réduisent l'intensité de leur contraction ou leur *force effective* à une *force extrinsèque* ou *efficace* beaucoup moindre.

Les principales de ces conditions sont :

1° Le partage égal de l'action des muscles entre les deux parties qui servent d'attache à ces organes ;

2° Le levier défavorable, celui du premier genre à bras inégaux, ou plus particulièrement encore celui du troisième genre suivant lequel agissent un grand nombre de puissances musculaires ;

3° L'incidence généralement très oblique des muscles sur les leviers qu'ils meuvent ;

4° L'insertion à angle aigu des fibres musculaires sur les parties tendineuses qui leur sont annexées ;

5° La résistance qu'opposent les muscles antagonistes ;

6° Enfin le frottement des tendons et celui qui se passe dans les articulations.

Il existe aussi dans l'organisation diverses conditions organiques qui favorisent les unes : l'*intensité*, les autres l'*étendue* et la *vitesse* d'action musculaire.

Au nombre des conditions favorables à l'*intensité* de la contraction nous rangeons :

1° L'incidence moins oblique et souvent même perpendiculaire qu'affectent les muscles sur leur levier dans un temps donné de leur action ;

2° Le changement de direction qu'éprouvent un grand nombre de muscles en passant sur des espèces de poulies fixes qui ont pour effet de rapprocher l'insertion de ces organes actifs de l'incidence la plus favorable à leur action ;

3° L'obliquité des fibres contractiles qui favorise leur accumulation ou leur multiplicité dans un très petit espace ;

4° Enfin la concentration de l'action de ces fibres au moyen des tendons qui leur servent d'insertion commune.

Les conditions organiques favorables à l'*étendue* et à la *vitesse* de l'action musculaire se rencontrent dans le levier inter-fixe à bras inégaux et le levier inter-puissant suivant lesquels agissent un très grand nombre de muscles. Or, dans l'un ou l'autre de ces deux leviers il est clair que la vitesse et l'étendue de la contraction seront d'autant plus grandes, que le muscle s'insèrera plus près du point d'appui, ou en d'autres termes, que son bras de levier sera très court par rapport à celui de la résistance.

Sous l'influence d'un exercice modéré et d'une bonne alimentation, les muscles augmentent de masse et se foncent en couleur.

Le repos longtemps prolongé, l'abstinence, une mauvaise alimentation, la paralysie et les maladies consomptives, amènent des résultats opposés.

L'action trop violente ou trop longtemps prolongée des muscles donne d'abord lieu à un sentiment de fatigue et ensuite à des douleurs très vives.

Dans le jeune âge, l'action musculaire est rapide, mais faible et peu soutenue. Dans la vieillesse, elle est tout à la fois lente et faible.

Après la mort, caractérisée par l'anéantissement des grandes fonctions, les muscles conservent encore pendant un temps plus ou moins long la propriété de se contracter sous l'influence de divers stimulants ; l'état antérieur du sujet, le genre de mort, les circonstances qui ont déterminé et précédé celle-ci, influent beaucoup sur la durée de cette propriété qui disparaît tout à fait au moment où la raideur cadavérique survient. Cette raideur, que la plupart des anatomistes considèrent comme un dernier effort de la contractilité musculaire, est, avec le refroidissement du corps, un des signes les plus certains de la mort.

Le fluide galvanique est l'excitant par excellence de l'irritabilité musculaire.

ORDRE DE DESCRIPTION DES MUSCLES.

Il existe deux principales méthodes pour décrire les muscles : l'une est dite *topographique*, et l'autre *physiologique*.

La première, dans laquelle les muscles sont d'abord classés par groupes ou régions, puis considérés isolément dans chacune d'elles suivant leur ordre de situation respective ou de superposition, fut créée par Galien et adoptée par Ruini, dans son anatomie du cheval.

La seconde méthode, qui consiste à grouper les muscles d'après leurs usages identiques ou simplement analogues, fut introduite dans la science par Vésale et ensuite adoptée par Bourgelat, Vitet et Lafosse. Bien que cette dernière méthode de classification des muscles présente d'incontestables avantages sur la première, nous lui préférerons cependant celle-ci, non seulement parce que étant plus anatomique, elle est par cela même plus propre que l'autre à bien faire connaître les nombreux et importants rapports des muscles, mais encore parce qu'elle ne peut faire naître aucune idée fausse sur les usages si variés de ces organes, et qu'enfin elle facilite singulièrement la comparaison et les rapprochements qu'il importe tant d'établir entre les muscles de tous les animaux.

Du reste, après avoir décrit les muscles suivant l'ordre topographique, nous donnerons un tableau où ces organes seront groupés dans l'ordre physiologique : nous résumerons ainsi les avantages des deux méthodes.

NOMENCLATURE DES MUSCLES.

Les premiers anatomistes qui décrivirent les muscles se contentèrent de les désigner par des noms numériques déduits de la position respective de ces organes dans les diverses régions du corps ; Sylvius et Riolan furent les premiers qui imposèrent des noms particuliers à tous les muscles.

3

Dans la nomenclature assez bizarre que ces deux grands anatomistes nous ont léguée, et qui, malgré ses nombreuses et incontestables imperfections, règne encore aujourd'hui dans la science, les muscles ont reçu des noms déduits :

1° *De leur situation relative,* ex. : muscles antérieurs, postérieurs, externes et internes ;

2° *De leur configuration,* ex. : muscles carrés, triangulaires, rhomboïdes, trapèzes, pyramidaux, orbiculaires, etc. ;

3° *De leur direction relative à la ligne médiane du corps,* ex. : muscles droits, obliques, transverses.

4° *De leurs dimensions relatives,* ex. : muscles grands, moyens, petits ;

5° *Du rapport de leurs dimensions,* ex. : muscles longs et courts ;

6° *De leurs divisions,* ex. : muscles jumeaux, biceps, triceps, dentelés ;

7° *De leurs complications,* ex. : digastriques ;

8° *De leurs rapports avec des os,* ex. : temporaux, radiaux, inter-costaux ;

9° *De la région dont ils font partie,* ex. : fessiers, poplités ;

10° *De leur structure,* ex. : complexus, demi-tendineux ;

11° *De leurs attaches,* ex. : sterno-hyoïdien, génioglosse.

12° Ou bien encore, et tout à la fois : *de leurs dimensions relatives, de leur direction* par rapport à l'axe du corps, et de *la région* dont ils font partie ; ex. : grand et petit oblique de l'abdomen ;

13° Ou encore : du *rapport* de leurs dimensions et de *leurs usages,* ex. : longs, courts et petits fléchisseurs de la tête;

14° Ou bien enfin : de leurs *divisions* et du *nom* de la *région* à laquelle ils appartiennent, ex. : triceps crural.

Telle est, à quelques modifications près, la nomenclature myologique que Bourgelat, Vitet et Lafosse ont adoptée dans les ouvrages d'hippotomie qu'ils nous ont laissés; et telle est, à quelques modifications près, la nomenclature que nous nous proposons d'adopter, attendu que, malgré ses imperfections, l'usage et la nécessité de s'entendre l'ont fait prévaloir, et qu'elle est encore la plus généralement usitée aujourd'hui dans tous les ouvrages d'anthropotomie, et dans ceux qui traitent de l'anatomie comparée.

Nous aurons cependant le soin de donner comme synonymie l'excellente nomenclature myologique de Chaussier, de laquelle M. Girard a fait une si heureuse application à l'anatomie vétérinaire.

Dans cette nomenclature fondée sur les attaches des muscles, chacun de ces organes a reçu une dénomination particulière composée de deux mots liés par un trait d'union : le premier, invariablement terminé par la lettre *o*, spécifie l'origine ou le point le plus habituellement fixe du muscle; le second, ayant toujours une désinence adjective, spécifie l'insertion ou le point le plus habituellement mobile de l'organe.

Si cette nomenclature présente, ainsi qu'il est facile de le voir, l'avantage immense de désigner les muscles isolément et de faire connaître *à priori* la direction de ces organes et conséquemment leurs usages, elle n'en

a pas moins comme inconvénients de ne pouvoir s'appli-
quer rigoureusement, ni à tous les muscles d'un même
animal, ni à tous les animaux d'espèce différente que
l'on veut comparer entre eux.

—

DES
MUSCLES EN PARTICULIER.

—

MUSCLES DU TRONC.

RÉGION SUPÉRIEURE OU SPINALE DU DOS ET DES LOMBES.

Les muscles de cette région, qui remplissent presque à eux seuls la totalité du grand angle rentrant formé, d'un côté par les apophyses épineuses des vertèbres dorsales et lombaires, de l'autre, par les apophyses transverses de ces dernières vertèbres et par les côtes, sont au nombre de dix, cinq de chaque côté, savoir : en premier plan, le *trapèze* et le *grand dorsal;* en second plan, le *rhomboïde;* en troisième plan, l'*ilio-spinal;* et en dernier plan, le *transversaire-épineux.*

De ces cinq muscles, que recouvre une enveloppe aponévrotique commune très épaisse dont le tenseur principal est le grand dorsal, deux agissent sur l'épaule où ils se terminent, un autre exerce spécialement son action sur le bras, et les deux autres produisent l'extension et l'inclinaison latérale de toute la colonne dorso-lombaire et d'une partie de la région cervicale à laquelle l'un de ces muscles va se terminer.

TRAPÈZE DORSAL.

(Portion postérieure du trapèze, ou dorso-acromien [1].)

Situation, direction, forme. Couché obliquement de haut en bas et d'arrière en avant sur le côté de cette partie de la région dorsale qui a reçu le nom de *garrot* dans les grands quadrupèdes domestiques, le dorso-acromien est un muscle aplati de dedans en dehors, triangulaire et rayonné.

Attaches. Né de l'extrémité supérieure des apophyses épineuses des vertèbres dorsales, à partir de la troisième jusqu'à la onzième, par une aponévrose qui lui est commune avec le grand dorsal, ce muscle s'insère à la tubérosité de l'acromion, par une autre aponévrose qui se répand sur les muscles de la région sus-scapulaire, en se confondant avec l'expansion terminale du cervico-acromien.

Rapports. Uni par toute l'étendue de son bord antérieur avec ce dernier muscle, par son bord opposé avec le grand dorsal, et recouvert par une aponévrose d'enveloppe spéciale d'une teinte jaunâtre, le dorso-acromien recouvre le rhomboïde, duquel l'isolent cependant l'aponévrose du grand dorsal, le cartilage de l'omoplate et le muscle sous-épineux.

Action. Le trapèze dorsal élève l'épaule, la porte en arrière et concourt à l'assujettissement de cette première section du membre.

RHOMBOÏDE.

(Dorso-sous-scapulaire [2].)

Situation, direction, forme. Situé dans une direction légèrement oblique de haut en bas et de dedans en dehors sous le trapèze dorsal,

[1] Dorso sus-acromien dans l'homme.
[2] Dorso-scapulaire dans l'homme.

entre le cartilage de prolongement de l'omoplate d'une part, et les apophyses épineuses des premières vertèbres dorsales d'autre part, le rhomboïde est un muscle aplati de dehors en dedans, quadrilatère, mince à ses bords supérieur, antérieur et postérieur, très épais au contraire à son bord inférieur, et presque entièrement formé de gros faisceaux charnus qui convergent du côté de leur insertion commune.

Le rhomboïde prend son origine au bord supérieur du ligament cervical et au sommet des apophyses épineuses des seconde, troisième, quatrième, cinquième et sixième vertèbres dorsales ; il s'insère à la face interne du cartilage de prolongement du scapulum. *Attaches.*

Recouvert par le trapèze et plus immédiatement encore par le cartilage de l'omoplate, le rhomboïde se trouve séparé de la grande aponévrose commune aux muscles splénius, grand complexus et petit dentelé antérieur, par une couche assez épaisse de tissu jaune élastique, qui, née de l'aponévrose précitée et non du ligament cervical, comme on l'a écrit, recouvre la face interne de ce muscle, et se divise ensuite en plusieurs languettes, qui se plongent dans l'épaisseur du muscle costo-sous-scapulaire. *Rapports.*

Le rhomboïde a pour effet d'élever directement l'épaule et d'en maintenir la partie supérieure appliquée sur le côté de l'épine dorsale ; de plus, ce muscle fait fonction de ligament actif de suspension à l'égard du tronc. *Action.*

⸱ GRAND DORSAL.

(Dorso-huméral.)

Etendu obliquement en avant et en bas de l'épine dorso-lombaire, à la face interne de l'os du bras, le *Situation, direction, forme.*

dorso-huméral est un muscle large, de forme triangulaire, aponévrotique à son origine, tendineux à sa terminaison, et d'une dimension telle, qu'il recouvre toute
la région des lombes et la plus grande partie des régions
dorsale et costale.

Le grand dorsal prend son origine au sommet des
apophyses épineuses de toutes les vertèbres lombaires et
des dix dernières dorsales, par une vaste aponévrose à
laquelle succède une portion charnue dont les fibres
convergentes en avant viennent toutes se terminer à un
tendon aplati, par lequel ce muscle va s'insérer à la tubérosité interne du corps de l'humérus, en se confondant avec l'adducteur du bras et avec l'aponévrose du
long scapulo-olécranien.

Recouvert par la peau et par le pannicule charnu auquel il adhère intimement, par le dorso-acromien et par
la masse des extenseurs de l'avant-bras dont il croise
obliquement la direction, le grand dorsal recouvre le
moyen et le grand fessier, la portion lombaire de l'ilio-
spinal, les deux petits dentelés, quelques uns des inter-
costaux externes et le grand dentelé de l'épaule.

En même temps que le grand dorsal porte le bras en
arrière et en haut, il en opère l'adduction et la rotation
en dedans. En passant sur les côtes avec lesquelles il est
en rapport, ce muscle produit l'abaissement de ces arcs
osseux, et en augmentant la tension de l'aponévrose à laquelle est attachée sa portion charnue, il affermit nécessairement la contraction des différents muscles qu'il recouvre.

ILIO-SPINAL.

(Long dorsal, court transversal et long épineux [1].)

L'ilio-spinal est sans contredit le plus considérable et le plus complexe de tous les muscles. Couché en long sur le côté des apophyses épineuses de la plupart des vertèbres, et en travers sur toutes les côtes dont il recouvre le quart supérieur environ, très long, très épais, très tendineux, de forme prismatique, et divisé à son extrémité antérieure en trois portions, desquelles certains anatomistes ont fait autant de muscles particuliers, qu'ils ont décrits sous les noms de *long dorsal*, *long épineux*, et *court transversal*, l'ilio-spinal s'attache successivement d'arrière en avant : 1° à toute l'étendue du bord lombaire de l'ilium et au ligament sacro-iliaque; 2° sur toute la face supérieure des apophyses transverses des vertèbres lombaires, aux apophyses articulaires et au sommet des apophyses épineuses de ces mêmes vertèbres; 3° aux apophyses épineuses et transverses de toutes les vertèbres dorsales et à la surface externe de toutes les côtes par de courtes dentelures; 4° aux apophyses transverses des trois dernières vertèbres cervicales par deux de ses trois portions, l'*inférieure* et la *moyenne* qui semblent se confondre en ce point; 5° enfin, sur le côté des apophyses épineuses de ces mêmes vertèbres et de la quatrième, par la plus supérieure de ses trois portions qui a été décrite sous le nom de *long épineux*.

Recouvert : 1° à la région lombaire par l'aponévrose qui fait suite au grand dorsal et par le grand fessier dont il reçoit un prolongement qui lui adhère très intimement; 2° à la région du dos par les aponévroses réunies

Situation, direction, forme, divisions, attaches.

Rapports.

[1] Sacro-spinal et sacro-lombaire dans l'homme.

des petits dentelés et du grand dorsal; 3° au cou par le court épineux, le grand complexus, le splénius et le trachélo-sous-scapulaire, l'ilio-spinal recouvre successivement et d'arrière en avant : aux lombes les intertransversaires, et le transversaire-épineux; au dos, ce dernier muscle, les intercostaux externes et les transverso-costaux dont il croise presque à angle droit la direction; enfin, au cou le ligament sus-épineux et l'origine des muscles grand complexus, et long transversal; l'intercostal commun longe toute l'étendue du bord externe de l'ilio-spinal, et une couche fibreuse, dont l'épaisseur va en augmentant progressivement d'avant en arrière, recouvre ce muscle dans les trois quarts postérieurs environ de son étendue.

Action. Le muscle ilio-spinal est l'extenseur par excellence de la colonne vertébrale presque tout entière. En agissant perpendiculairement ou à peu près sur cette série de bras de leviers représentés par les apophyses épineuses des vertèbres, il redresse le rachis, directement lorsque son action est combinée à celle du muscle opposé, et il en opère l'inclinaison latérale s'il agit sans son congénère. *Il ramène le cou en arrière*

Au moyen de ses attaches costales ce muscle produit encore l'abaissement des côtes. *Il produit l'expiration et abaisse les côtes les unes sur les autres*

TRANSVERSAIRE ÉPINEUX.

(Ou muscles transverso-épineux.)

Situation, direction, configuration. Couché dans une légère obliquité de dehors en dedans, sur le côté de l'épine sus-sacrée et dorso-lombaire, par dessous l'ilio-spinal dont il croise en X la direction, le transversaire épineux est un muscle très long, aplati de dehors en dedans, très tendineux et formé d'une succession de faisceaux qui se dirigent obliquement en avant, en haut et en dedans, en croisant la direction des diverses apophyses épineuses auxquelles ils vont se terminer.

Le transversaire épineux naît successivement : 1° de la supérieure des deux lèvres qui terminent chacun des bords latéraux du sacrum en dedans du ligament ilio-sacré inférieur; 2° des apophyses articulaires antérieures des six vertèbres lombaires; 3° enfin, des apophyses transverses de toutes les vertèbres dorsales ; il s'insère sur toute la longueur des apophyses épineuses du sacrum, des six vertèbres lombaires, des neuf dernières dorsales, et de la dernière vertèbre cervicale; dans les neuf premières vertèbres du dos, les rubans tendineux qui terminent les faisceaux de ce muscle n'atteignent point le sommet des apophyses épineuses, mais ils s'en éloignent d'autant plus que ces éminences sont plus élevées.

Attaches.

Recouvert, dans sa portion sacrée par l'aponévrose d'origine du sacro-coccygien latéral qui le sépare du ligament ilio-sacré inférieur, et dans le reste de son étendue par le muscle ilio-spinal duquel il est séparé par une lame aponévrotique très mince, le transversaire-épineux recouvre les longues apophyses sur lesquelles il s'implante, et les ligaments qui unissent ces éminences l'une à l'autre.

Rapports.

Le transversaire épineux est extenseur de la portion dorso-lombaire du rachis et conséquemment congénère de l'ilio-spinal. Les apophyses sur lesquelles ce muscle s'insère représentent le bras de levier de chacun de ses faisceaux, on conçoit que plus ces éminences seront longues et inclinées en arrière, plus il sera favorisé dans son action.

Action.

Différences. — 1° **Didactyles.** *Le trapèze dorsal* est un peu plus allongé mais moins large que dans le cheval, du reste ses connexions avec le grand dorsal et le cervico-acromien sont, à peu près, les mêmes.

Le *rhomboïde* ne porte point de production ligamenteuse jaune à sa face interne.

Le *grand dorsal* est plus mince.

L'*ilio-spinal* porte intérieurement des tendons beaucoup plus nombreux et plus allongés, mais plus grêles que dans les monodactyles.

Le *transversaire épineux* est aussi généralement plus large et moins tendineux.

2° **Porc.** Le *trapèze dorsal*, plus large et plus épais que dans les autres animaux, prend son origine à la plupart des vertèbres dorsales.

Le *rhomboïde* est, comme dans les didactyles et les tétradactyles irréguliers, dépourvu d'expansion fibreuse jaune sur sa face interne.

Le *grand dorsal* s'attache, en plus que dans les autres animaux, à la surface externe des neuvième, dixième, onzième et douzième côtes.

L'*ilio spinal* s'attache non seulement à l'ilium, mais à l'épine sus-sacrée, et il ne présente point d'excavation pour recevoir le grand fessier.

3° **Tétradactyles irréguliers.** L'*ilio-spinal* se trouve séparé des apophyses épineuses lombaires par le sacro-coccygien supérieur qui naît de ces éminences; de même que dans le porc, ce muscle ne porte point d'excavation pour recevoir le grand fessier; il déborde par sa masse les apophyses transverses des vertèbres lombaires, et ses attaches aux quatre dernières côtes ont lieu par de larges dentelures charnues.

Du reste, dans tous les animaux coureurs, sauteurs ou grimpeurs, l'ilio-spinal, à la région des lombes surtout, offre un développement proportionnellement plus considérable que dans les solipèdes et les ruminants.

Indépendamment des *transversaires-épineux*, qui sont plus larges et moins tendineux dans les tétradactyles irréguliers que dans les autres animaux, il existe à la région des lombes une série de petits faisceaux musculeux qui s'étendent d'une vertèbre à l'autre, en suivant une direction oblique de bas en haut et d'avant en arrière.

REGION LOMBAIRE INFÉRIEURE OU SOUS-LOMBAIRE.

Cette région, dont l'étude nécessite préalablement l'ouverture de la cavité abdominale et l'enlèvement de la plupart des viscères que renferme cette cavité, se compose de huit muscles pairs nommés psoas et que l'on désigne sous les noms particuliers de : *psoas de la cuisse, psoas iliaque, psoas des lombes* ou *du bassin, carré-lombaire*, et *d'inter-transversaires* au nombre de quatre.

Ces huit muscles, dont deux se terminent à la cuisse et un autre au bassin, occupent le dessous des vertèbres lombaires, forment la paroi supérieure de la cavité abdominale et sont contenus dans une enveloppe composée de deux feuillets : l'un séreux constitué par le péritoine, l'autre fibreux formé par l'aponévrose lombo-iliaque et qui, continu avec l'aponévrose crurale interne, a pour tenseur spécial le long adducteur de la jambe.

GRAND PSOAS.

(Psoas de la cuisse, ou sous-lombo-trochantinien [1].)

Situation, direction, forme, texture. — Etendu obliquement en bas, en arrière et en dehors, de la face inférieure du corps des deux dernières vertèbres dorsales et de toutes les vertèbres lombaires au tiers supérieur environ du corps du fémur, le psoas de la cuisse est un muscle long, rétréci à ses deux extrémités, aplati de dessus en dessous et élargi vers son tiers antérieur, prismatique dans son milieu, tendineux seulement à son insertion et d'une texture tellement délicate, qu'il se déchire avec la plus grande facilité, non seulement après la mort, mais même pendant la vie.

Attaches. — Ce muscle prend son origine au corps des deux dernières vertèbres dorsales et à la face interne des deux dernières côtes, au corps et à la face inférieure des apophyses transverses de toutes les vertèbres lombaires, par une multitude de petites languettes charnues; il s'insère au trochantin par un tendon qui lui est commun avec le psoas iliaque au milieu duquel ce tendon est reçu.

Rapports. — Accolé au côté externe du petit psoas, ce muscle répond : par sa face inférieure à la plèvre, au cordon sous-costal du nerf trisplanchnique, au diaphragme qui lui forme une arcade, au rein, à l'artère circonflexe de l'ilium, à l'aponévrose lombo-iliaque qui le sépare du péritoine et aux deux portions de l'iliaque; par sa face supérieure, il est en rapport avec les deux derniers muscles inter-costaux internes, les deux dernières articula-

[1] Pré-lombo-trochantinien dans l'homme.

tions costo-vertébrales, le carré des lombes, les inter-
transversaires lombaires, les branches inférieures de
quelques uns des nerfs spinaux et les artères lombaires.

Le grand psoas est fléchisseur de la cuisse sur le bassin, et en même temps rotateur en dehors de cette section du membre en raison de l'obliquité qu'il présente
et de son insertion au côté interne du fémur : c'est
évidemment dans la demi-flexion que ce muscle, étant
perpendiculaire au levier qu'il doit mouvoir, agit avec le
plus d'efficacité.

Lorsque son point fixe est au fémur, le grand psoas
fléchit la région lombaire, de côté s'il agit seul, et directement s'il agit avec le psoas du membre opposé ; enfin
dans la station sur les deux membres postérieurs, ce
muscle tend continuellement à ramener la région lombaire et le bassin dans leur attitude la plus habituelle.

PSOAS ILIAQUE.

(Iliaco-trochantinien.)

Situé sur le côté de l'entrée du bassin, dans une direction oblique de haut en bas, d'avant en arrière et
de dehors en dedans, l'iliaque est un muscle court,
épais, composé de deux portions qui convergent l'une
vers l'autre en arrière, embrassent le psoas et se confondent avec lui en une insertion commune.

Né de tous les points de la surface iliaque, de l'angle
antérieur externe de l'ilium et du ligament sacro-iliaque
par sa portion externe qui est la plus considérable, et
du milieu de la lèvre interne du bord iliaque par son
autre portion, ce muscle s'insère au trochantin avec le
grand psoas qu'il embrasse.

Recouvert : en haut par l'aponévrose lombo-iliaque, le
long adducteur de la jambe, le pectiné et l'artère grande

Action.

*Situation, di-
rection, confi-
guration.*

Attaches.

Rapports.

musculaire de la cuisse, l'iliaco-trochantinien recouvre la surface iliaque, les artères et les veines iliaco-musculaires, le droit antérieur de la cuisse et le vaste interne.

Action. De même que le grand psoas, l'iliaque est fléchisseur de la cuisse et en même temps rotateur en dehors de cette région, en raison de son insertion à la partie interne et postérieure du fémur. C'est dans la demi-flexion que ces deux muscles doivent agir avec le plus d'efficacité, puisqu'à ce moment leur incidence se trouve être perpendiculaire au levier qu'ils sont destinés à mouvoir.

➤ PSOAS DU BASSIN.

(Psoas des lombes, petit psoas, sous-lombo-pubien et mieux sous-lombo-ilial ou iliaque.)

Situation, direction, forme. Couché sous le côté du corps des vertèbres lombaires, le long du bord interne du grand psoas auquel il est accolé et étendu obliquement en bas en arrière et en dehors de l'extrémité postérieure de la région dorsale à l'entrée du bassin, le psoas des lombes est un muscle long, aplati, semi-penné et terminé par un tendon.

Attaches. Ce muscle nait du corps des trois dernières vertèbres dorsales et des six vertèbres lombaires, par une succession de faisceaux charnus d'autant plus allongés et plus obliques qu'ils sont plus antérieurs; il s'insère par un tendon aplati et très fort, au milieu de la lèvre interne du bord iliaque et non au pubis, comme on l'admet généralement.

Rapports. Recouvert à son origine par la plèvre, puis successivement par le diaphragme qui lui fournit une arcade, et par l'aponévrose lombo-iliaque dont les fibres croisent obliquement la direction de son tendon, le psoas des lombes répond : en dehors, au grand psoas et au nerf

fémoral antérieur; en dedans, à un des piliers du diaphragme, à l'aorte ou à la veine cave postérieure, et au
tronc crural qui longe son tendon. Ce muscle est en
outre traversé par une foule de branches vasculaires et
nerveuses.

Le petit psoas fléchit le bassin et la région lombaire, *Action.*
soit directement, soit de côté, suivant qu'il agit seul ou
avec le muscle du côté opposé. Dans le *cabrer*, les deux
petits psoas donnent de la fixité à la région des lombes
et s'opposent à un renversement trop considérable du
tronc en arrière.

⤙ CARRÉ DES LOMBES.

(Sacro-costal [1].)

Situé horizontalement sous les apophyses transverses   Situation, di-
des vertèbres lombaires entre l'extrémité de ces émi-   rection, fascicu-
                                                          lation, attaches.
nences et le psoas de la cuisse, aplati de dessus en dessous, mince, et formé de plusieurs faisceaux placés les
uns à la suite des autres et continus entre eux, le sacro-
costal s'étend en décrivant une courbe à concavité tournée
en dedans, de l'angle antérieur du sacrum où il prend
son origine par un tendon, à la face inférieure des apophyses transverses de toutes les vertèbres lombaires où
il confond ses fibres avec celles des inter-transversaires,
et à la face interne des deux dernières côtes où il s'attache par deux faisceaux distincts.

Ce muscle répond : d'un côté, aux inter-transversaires   *Rapports.*
lombaires, à la portion interne du psoas iliaque, à l'ilio-
spinal et au dernier muscle inter-costal interne; de
l'autre, au psoas de la cuisse et aux branches inférieures

[1] Ilio-costal dans l'homme.

4

des deux premiers nerfs lombaires qui croisent à angle droit sa direction.

Action.

Le sacro-costal rapproche l'une de l'autre les apophyses transverses des vertèbres lombaires; il incline par conséquent les lombes de côté, et augmente la fixité de cette région lorsqu'il agit avec celui du côté opposé.

⋏⋎   INTER-TRANSVERSAIRES DES LOMBES.

Forme, situation, attaches.

Aplatis de dessus en dessous, minces, très tendineux, et au nombre de quatre de chaque côté, les inter-transversaires remplissent les intervalles que laissent entre elles les apophyses transverses des cinq premières vertèbres lombaires et s'attachent aux deux bords opposés de ces éminences.

Rapports.

Ces petits muscles qui répètent assez bien les inter-costaux externes, répondent : d'un côté, à l'ilio-spinal auquel ils adhèrent assez intimement; de l'autre, au psoas de la cuisse, et plus directement encore au carré des lombes. Ils sont traversés par les artères et les veines lombaires.

Action.

Les inter-transversaires opèrent le rapprochement des apophyses transverses; ils inclinent conséquemment les lombes de côté et contribuent encore à augmenter la fixité de cette région lorsqu'ils agissent des deux côté en même temps.

DIFFÉRENCES.—1° Dans les **Didactyles** et les **Tétradactyles réguliers**, les muscles sous-lombaires sont proportion-nellement plus allongés et un peu moins épais que dans les monodactyles; du reste ils offrent les mêmes dispositions essentielles que dans ces derniers animaux.

2° **Tétradactyles irréguliers**. Le *psoas de la cuisse* ne prend son origine qu'aux vertèbres lombaires. Le *psoas du* *bassin* s'insère à une éminence qui est formée tout à la fois par l'ilium et par le pubis.

Le *carré lombaire* est proportionnellement plus épais que dans le cheval.

RÉGION CERVICALE.

Les muscles cervicaux sont au nombre de cinquante-cinq, et composent deux grandes régions, l'une *supérieure* ou *spinale*, l'autre *inférieure* ou *trachélienne*.

RÉGION CERVICALE SUPÉRIEURE, OU SPINALE DU COU.

Cette région comprend dix-huit muscles pairs qui, contenus dans une gaîne aponévrotique commune et séparés de ceux du côté opposé par le ligament sus-épineux cervical, remplissent la totalité de l'aire du grand triangle isocèle circonscrit : en haut, par le bord du ligament précité ; en bas, par les vertèbres cervicales, et en arrière par les apophyses épineuses des premières vertèbres du dos. Ces muscles, d'étendue et de forme si différentes, sont, en les énumérant dans l'ordre de leur superposition de dehors en dedans : le *trapèze cervical*, le *releveur de l'épaule*, l'*angulaire de l'omoplate*, le *splénius*, le *long transversal*, le *grand complexus*, le *court épineux*, le *petit complexus*, le *grand droit*, le *petit droit*, le *grand oblique*, le *petit oblique* de la tête, et les *inter-transversaires* au nombre de six. Quatorze de ces muscles opèrent l'extension et l'inclinaison latérale de la tête et du cou ; deux agissent sur l'épaule qu'ils portent en avant, et deux autres sont spécialement affectés aux mouvements de semi-rotation de la tête sur l'axis.

↓. TRAPÈZE CERVICAL.

(Portion antérieure du trapèze, ou cervico-acromien.)

Situation, direction, forme, attaches. C'est le plus superficiel et le plus mince de tous les muscles cervicaux supérieurs. Situé à la partie postérieure et latérale du cou, large, mince, triangulaire, aponévrotique à ses bords, et d'une couleur rôse qui rappelle assez bien celle des muscles peauciers, le cervico-acromien s'étend obliquement, du bord supérieur du ligament sus-épineux cervical auquel il prend son origine, à la tubérosité de l'acromion où il s'insère par une aponévrose qui, après s'être confondue avec celle du dorso-acromien, se répand sur les muscles de la région sus-scapulaire et se réunit inférieurement avec celle du mastoïdo-huméral.

Rapports. Uni par son bord postérieur au dorso-acromien et séparé de la peau par une aponévrose très mince dont les fibres croisent à angle droit sa direction, ce muscle recouvre de nombreuses divisions de l'artère cervico-musculaire, le releveur de l'épaule, le splénius, l'angulaire de l'omoplate, le nerf trachélo-dorsal, le sus-épineux, le petit pectoral, le cartilage du scapulum, et une partie du rhomboïde.

Action. Il élève l'épaule, la porte en avant, concourt à la fixité de cette section du membre, et augmente la tension des parties aponévrotiques auxquelles ses fibres charnues viennent aboutir. En raison de ses rapports assez directs avec la peau, ce muscle doit aussi exercer sur elle la même action que les peauciers avec lesquels il a tant d'analogie.

┼┼ RELEVEUR PROPRE DE L'ÉPAULE

(Cervico-sous-scapulaire.)

Situation, direction, forme. Couché sous l'attache supérieure du muscle précédent

sur le côté du bord supérieur du ligament sus-épineux
cervical dont il suit exactement la direction, le cervico-
sous-scapulaire est un muscle allongé, aplati d'un côté
à l'autre, d'autant plus large et plus épais qu'il est plus
postérieur, convexe en dehors, concave en dedans, tendineux à ses extrémités seulement, et composé d'une succession de gros faisceaux charnus d'autant plus longs
qu'ils sont plus inférieurs.

Il prend son origine aux deux tiers postérieurs envi- **Attaches.**
ron du bord supérieur du ligament sus-épineux cervical
par des fibres tendineuses très courtes, et il s'insère à la
face interne du cartilage de prolongement du scapulum
entre le rhomboïde et le trachélo-sous-scapulaire.

Recouvert par le cervico-acromien, ce muscle recou- **Rapports.**
vre une partie du splénius dont la surface est déprimée
pour le recevoir, le bord supérieur du grand complexus,
et près de son insertion des divisions assez grosses des
artères dorsale et cervicale supérieure.

Il tire l'épaule en haut en lui imprimant un mouve- **Action.**
ment de bascule qui la fait pivoter sur ses attaches supérieures, et concourt à fixer cette première section du
membre.

ANGULAIRE DE L'OMOPLATE.

(Portion antérieure du grand dentelé de l'épaule, ou simplement
grand dentelé, trachélo-sous- capulaire.)

Situé à la partie inférieure et latérale du cou, aplati, **Situation, for-**
triangulaire, aminci et divisé en plusieurs languettes à **me, attaches.**
son origine, tendineux à son insertion, revêtu sur sa surface interne d'une couche aponévrotique assez épaisse, et
intimement uni au grand dentelé postérieur, avec lequel
il ne forme pour ainsi dire qu'un seul et même muscle, le

trachélo–sous-scapulaire naît des apophyses transverses
des quatre dernières vertèbres cervicales avec le mastoïdo-huméral et le scalène par quatre digitations qui,
d'abord distinctes et séparées, se réunissent bientôt pour
constituer un seul corps charnu par lequel ce muscle va
s'insérer à la face interne de l'omoplate en se confondant avec le releveur de l'épaule et le grand dentelé
postérieur dont il n'est réellement distinct que par ses
attaches cervicales et sa structure moins tendineuse.

Rapports. Recouvert en haut par le trapèze, en bas par le mastoïdo-huméral et en arrière par le petit pectoral, l'angulaire recouvre le splénius, les deux portions inférieures de l'ilio-spinal et l'insertion de l'intercostal commun.

Action. Ce muscle tire le scapulum en avant en lui imprimant
un mouvement de bascule qui le fait pivoter sur ses
attaches supérieures.

Lorsque son point fixe est à l'omoplate, ce qui est
rare sans doute, le trachélo-sous-scapulaire peut concourir, soit à l'extension, soit à l'inclinaison latérale du
cou.

—†— SPLENIUS.

(Cervico-trachélien, ou mastoïdien[1].)

Situation, Large, triangulaire, aplati d'un côté à l'autre, aminci
forme. à sa circonférence et divisé antérieurement en trois portions tendineuses à leur extrémité, le splénius occupe la
totalité de l'aire du grand triangle circonscrit : en haut,
par le bord du ligament sus-épineux cervical; en bas
par les vertèbres du cou, et en arrière par les apophyses
épineuses des premières vertèbres dorsales.

[1] Cervico-mastoïdien, et dorso-trachélien dans l'homme.

Ce muscle, dont les fibres sont toutes obliques en avant et en bas, s'attache : 1° aux apophyses épineuses des premières vertèbres dorsales par une forte aponévrose qui lui est commune avec le grand complexus et le petit dentelé antérieur ; 2° au bord supérieur du ligament cervical par des fibres charnues entrecoupées de faisceaux tendineux très courts ; 3° à l'apophyse transverse de la troisième vertèbre cervicale, et surtout à celle de l'atlas par un gros tendon qui lui est commun avec le dorso-mastoïdien et le mastoïdo-huméral ; 4° enfin à l'apophyse mastoïde et à toute l'étendue de la crète mastoïdienne par une aponévrose et un tendon qui lui sont encore communs avec les deux muscles précités.

Attaches.

Recouvert : dans toute l'étendue de son bord supérieur par le releveur de l'épaule, à son insertion dorsale par le rhomboïde, inférieurement et postérieurement par l'angulaire de l'omoplate, à son bord antérieur par le mastoïdo-huméral, et à son insertion cranienne par les trois muscles cervico-auriculaires, le splénius recouvre le grand complexus, le long transversal, l'artère cervicale supérieure et les deux muscles obliques de la tête.

Rapports.

Son bord postérieur, le plus court, est réuni par une aponévrose à la portion moyenne de l'ilio-spinal (court transversal), et son insertion cranienne est traversée, tant par des divisions de l'artère occipitale que par des rameaux nerveux provenant de la branche supérieure de la première paire cervicale.

Au moyen de ses attaches cranienne et atloïdienne, le splénius étend la tête, l'incline de côté et lui fait exécuter un léger mouvement de rotation.

Action.

Lorsque les deux splénius agissent simultanément, la tête et les deux premières vertèbres sont renversées directement en arrière.

LONG TRANSVERSAL.

(Transversaire du cou, ou dorso-mastoïdien.)

Situation, direction, configuration. Couché longitudinalement entre le bord inférieur du splénius et les inter-transversaires du cou, le dorso-mastoïdien est un muscle allongé, aplati de dehors en dedans, tendineux à ses deux extrémités, et formé de quatre portions superposées unies entre elles par un tissu cellulaire lache et abondant.

Attaches. De ces quatre portions qui naissent en commun par deux tendons de l'apophyse articulaire antérieure de la dernière vertèbre cervicale et de l'apophyse transverse de la première vertèbre dorsale, la plus superficielle et en même temps la plus courte s'insère à l'apophyse transverse de la quatrième vertèbre du cou : des trois autres branches qui prennent naissance aux apophyses articulaires des six dernières vertèbres de la même région, l'une va s'insérer à l'apophyse transverse de l'atlas avec le splénius et l'autre à l'apophyse mastoïde avec ce même muscle ; la troisième, la plus profonde, se réunit au grand complexus et constitue en quelque sorte les insertions cervicales de ce muscle.

Rapports. Recouvert à son origine par la moyenne des trois branches antérieures de l'ilio-spinal dont il semble ne former que la continuation, et dans le reste de son étendue par le splenius, le dorso-mastoïdien recouvre une partie du grand complexus, le dorso-épineux et la plus considérable des trois portions antérieures de l'ilio-spinal.

L'artère cervicale supérieure longe les deux tendons d'origine de ce muscle.

Action. De même que le splénius, dont il est tout à fait le congénère, au moins par ses insertions cranienne et

atloïdienne, le dorso-mastoïdien opère l'extension, la
rotation et l'inclinaison latérale de la tête et du cou.

GRAND COMPLEXUS.

(Dorso-occipital.)

Situation, for-
me, texture.

Plus épais, plus tendineux, mais de même forme à peu
près que le splénius en dedans duquel il est situé, le
dorso-occipital est sans contredit le plus volumineux et
plus complexe de tous les muscles de la région cervicale
supérieure.

Ce muscle naît des apophyses transverses des seconde, Attaches.
troisième, quatrième, cinquième et sixième vertèbres
dorsales par une succession de languettes tendineuses
qui se réunissent par leurs bords, et du sommet des
apophyses épineuses de ces mêmes vertèbres par une
vaste et forte aponévrose qui lui est commune avec le
splénius et le petit dentelé antérieur ; il s'insère à la
base de la protubérance occipitale, par un gros tendon qui s'accole à la corde du ligament sus-épineux cervical.

Recouvert à son origine par la moyenne des trois por- Rapports.
tions de l'ilio-spinal, dans le reste de son étendue par
le splénius et le dorso-mastoïdien, ce muscle recouvre
successivement et d'arrière en avant, le long et le court
épineux, et le ligament cervical auquel il est uni par
une couche très épaisse de tissu cellulaire, que traversent les branches supérieures de la plupart des paires
nerveuses cervicales, enfin plus haut et près de son insertion il s'étend sur les muscles droits postérieurs de
la tête et plus directement encore sur le petit complexus
qui s'accole au tendon de ce grand muscle.

Le dorso-occipital, que certains anatomistes trans- Action.

cendants considèrent comme le transversaire épineux du cou, étend la tête sur le rachis en lui imprimant un léger mouvement de rotation.

Lorsque les deux complexus se contractent simultanément, les effets opposés se balancent, et la tête est directement étendue.

COURT ÉPINEUX.

(Dorso-épineux.) *axis*

Situation, direction, forme.
Situé sur la face supérieure des vertèbres du cou, le long des insertions inférieures du ligament sus-épineux cervical, le dorso-épineux est constitué par une succession de faisceaux obliques en haut, en avant et en dedans qui, dans leur ensemble, figurent un muscle long, rétréci à ses extrémités. *parallèle à...*

Attaches.
Ce muscle prend son origine à l'apophyse transverse de la première vertèbre dorsale avec le splénius, et aux apophyses articulaires postérieures des cinq dernières vertèbres cervicales; il s'insère successivement aux apophyses épineuses de ces mêmes vertèbres et au bord postérieur de leurs lames jusqu'à l'axis, à l'épine de laquelle s'attache son dernier faisceau.

Rapports.
Confondu sur le côté avec les inter-transversaires cervicaux et recouvert par le grand complexus, le dorso-épineux recouvre le long épineux, les insertions inférieures du ligament cervical, et enfin les ligaments inter épineux et annulaires du cou.

Action.
Ce muscle opère l'extension et l'inclinaison latérale des vertèbres auxquelles il s'insère.

✝ PETIT COMPLEXUS. ℞

(Long axoïdo-occipital.)

Couché horizontalement par dessous le dorso-occipi- *Grand complexus.* *Situation, di-* tal et sur le côté de la corde du ligament cervical à *rection, forme.* laquelle il est accolé, le petit complexus est un muscle allongé, aplati de dessus en dessous, de forme rubanée, et tendineux à ses deux extrémités.

Il prend son origine à toute l'étendue de la lèvre rabo- *Attaches.* teuse qui termine de chaque côté l'apophyse épineuse de l'axis, et va s'insérer à l'occipital immédiatement au des- sous du grand complexus au tendon duquel il se réunit.

Recouvert par ce dernier muscle et accolé à la corde *Rapports.* du ligament cervical dont il suit exactement la direction, le petit complexus recouvre une partie du grand oblique et les deux muscles droits de la tête.

De même que le dorso-occipital dont il est le con- *Action.* génère, le petit complexus opère l'extension, la rota- tion et l'inclinaison latérale de la tête sur la première vertèbre du cou.

GRAND ET PETIT DROITS POSTÉRIEURS DE LA TÊTE.

(Court axoïdo-occipital, et atloïdo-occipital.)

Ces deux petits muscles, que plusieurs anatomistes *Situation, di-* modernes considèrent comme deux inter-épineux, sont *rection.* superposés et couchés horizontalement entre le petit complexus et la face supérieure des deux premières ar- ticulations du rachis.

De ces deux muscles, presque entièrement charnus, *Attaches.* et d'une structure si délicate qu'ils se déchirent avec la plus grande facilité, non seulement dans le cadavre, mais encore dans l'animal vivant, le plus superficiel, appelé *grand droit* ou *court axoïdo-occipital*, prend son origine à l'extrémité antérieure de l'épine axoïdienne, et s'insère à l'occipital immédiatement au dessous du petit complexus avec lequel il entremêle ses fibres ; l'autre, appelé *petit droit* ou *atloïdo-occipital*, moins long mais plus large que le précédent, prend son origine à la face supérieure des lames de l'atlas, et s'insère à l'occipital en dessous du grand droit.

Rapports. Les deux muscles droits sont recouverts par le petit complexus et accolés sur la ligne médiane avec ceux du côté opposé. Le grand droit recouvre le petit, et ce dernier recouvre la capsule fibreuse de l'articulation atloïdo-occipitale. Leur bord externe est contourné par l'artère occipito-musculaire qu'accompagne la branche supérieure de la première paire nerveuse cervicale.

Action. Ces deux muscles concourent l'un et l'autre à l'extension de la tête, et le petit droit opère en outre le soulèvement du ligament capsulaire de l'articulation occipito-atloïdienne, auquel il adhère intimement (1).

GRAND OBLIQUE.

(Oblique inférieur de la tête, axoïdo-atloïdien.)

Situation, direction, forme. Situé obliquement de haut en bas et d'arrière en avant sur les deux premières vertèbres du cou, le grand oblique est un muscle court, plus épais dans le milieu

(1) L'observation m'a démontré que l'affection phlegmoneuse connue sous le nom de *mal de taupe*, reconnaît plus souvent qu'on ne le pense généralement pour cause première, la rupture partielle ou totale des deux muscles droits et du petit complexus.

qu'à ses extrémités, et formé de faisceaux qui vont en diminuant graduellement de longueur de dehors en dedans.

Il prend son origine sur le côté de l'apophyse épineuse *Attaches.* de l'axis, et couvre de ses insertions toute l'étendue de la face supérieure de l'apophyse transverse de l'atlas.

Accolé au long fléchisseur de la tête et recouvert par *Rapports.* les muscles splénius, long transversal, et mastoïdo-huméral, le grand oblique recouvre tout le côté de l'articulation axoïdo-atloïdienne, le premier inter-transversaire du cou, une anastomose très remarquable des artères vertébrale et occipitale, enfin la seconde paire nerveuse cervicale dont une des branches contourne son bord inférieur.

Le grand oblique est le rotateur par excellence de *Action.* l'atlas et conséquemment de la tête sur la seconde vertèbre du cou.

PETIT OBLIQUE.

(Oblique supérieur de la tête, atloïdo-mastoïdien [1].)

Moins épais, moins long, mais plus tendineux que *Situation, direction, forme, attaches.* le précédent, aplati, quadrilatère et couché obliquement de bas en haut et d'arrière en avant sur le côté de l'articulation atloïdo-occipitale, le petit oblique prend son origine à la partie antérieure du bord refoulé qui termine l'apophyse transverse de l'atlas par des faisceaux charnus entremêlés d'intersections tendineuses, et il s'insère à toute la crête mastoïdienne.

Recouvert par les aponévroses réunies du mastoïdo- *Rapports.* huméral du splénius et du long transversal qui le sépa-

[1] Atloïdo-sous-mastoïdien dans l'homme.

rent de la glande parotide, et par les trois muscles cervico-auriculaires, le petit oblique recouvre l'insertion
des muscles petit complexus et droits de la tête, la capsule fibreuse de l'articulation atloïdo-occipitale, une
partie du muscle stylo-hyoïdien, l'origine du stylo-maxillaire et l'artère mastoïdienne.

Par leur bord supérieur, l'axoïdo-atloïdien et l'atloïdo-mastoïdien forment les deux côtés d'un triangle
dont l'aire est occupée par les muscles droits de la tête,
l'artère occipito musculaire et la branche supérieure de
la première paire nerveuse cervicale.

Action. Le petit oblique produit l'extension et l'inclinaison
latérale de la tête sur la première vertèbre du cou.

INTER-TRANSVERSAIRES DU COU.

Nombre, for-
me, situation,
attaches. Au nombre de six de chaque côté, courts, irrégulièrement quadrilatères, plus épais dans le milieu que dans
le reste de leur étendue, et formés chacun de deux principaux faisceaux, l'un supérieur, l'autre inférieur, entre
lesquels passent les branches inférieures des nerfs cervicaux, ces petits muscles comblent les enfoncements
compris entre les apophyses transverses des vertèbres
cervicales, s'attachent de part et d'autre à ces éminences,
et complètent le canal que parcourt l'artère vertébrale.

Rapports. Les inter-transversaires répondent : en dehors, aux
muscles splénius, angulaire de l'omoplate, scalène, long
fléchisseur de la tête et long du cou ; en dedans aux vertèbres sur lesquelles ils sont implantés.

Ils produisent l'inclinaison latérale des vertèbres cervicales.

DIFFÉRENCES. — 1° Didactyles. Le *trapèze cervical* est
seulement plus large et un peu plus épais que dans le
cheval.

Le *splenius*, un peu moins épais que dans les solipèdes , s'insère tant à l'atlas qu'à l'apophyse mastoïde
par une seule et même aponévrose très courte.

Le *grand complexus* prend son origine aux dix premières vertèbres dorsales.

Les muscles *petit complexus*, *grand* et *petit droits*,
un peu moins longs et plus épais que dans le cheval,
sont confondus en une seule et même masse charnue
qui se réunit antérieurement avec le petit oblique de la
tête.

Les *inter-transversaires* sont, du reste, comme la plupart des muscles cervicaux, plus courts que dans les
monodactyles.

2° **Porc.** Le *trapèze*, dont la disposition générale est
bien à peu près la même que dans les didactyles, se réunit par son bord inférieur avec une bande charnue qui
s'étend de l'atlas à l'acromion, en croisant obliquement
la direction du mastoïdo-huméral qui la recouvre et
auquel elle semble appartenir.

Le *splénius* est formé de deux corps charnus placés
l'un au dessus de l'autre, et terminés chacun par un
tendon ; le supérieur s'insère à l'apophyse mastoïde, et
l'inférieur à l'apophyse transverse de l'atlas. Dans le
cheval il existe un vestige de cette division. A son origine ce muscle se réunit au petit dentelé antérieur et à
l'ilio-spinal.

Le *grand complexus* présente également deux portions : l'une supérieure et l'autre inférieure, entre lesquelles passent l'artère cervicale supérieure.

Le *dorso-épineux* et les *inter-transversaires* sont épais
et très courts.

Le *petit complexus* est terminé par un tendon aplati.

Les muscles *grand* et *petit droits* affectent la même disposition que dans les didactyles.

Attendu l'absence presque complète du ligament sus-épineux cervical dans le porc, les muscles *trapèze*, *releveur de l'épaule*, *splénius*, *grand* et *petit complexus*, *grand* et *petit droits* d'un côté, sont accolés sur la ligne médiane avec ceux du côté opposé. Une couche cellulo-fibreuse établit seulement la limite séparative des uns et des autres.

3° **Tétradactyles irréguliers.** Le *trapèze cervical* s'insère sur toute la longueur de l'acromion ; il offre du reste, sous le double rapport de son étendue et de sa réunion avec la bande musculeuse que je considère comme une portion du mastoïdo-huméral, les mêmes caractères que dans le porc.

Le *releveur de l'épaule* se termine par deux branches, dont la plus longue gagne la crête mastoïdienne où elle s'insère par une aponévrose.

Le *splénius* va en augmentant graduellement d'épaisseur d'arrière en avant ; il ne s'attache point à l'atlas comme dans les autres animaux ; et l'aponévrose, par laquelle ce muscle s'insère à la crête mastoïdienne, est très courte. Le splénius est réuni par son bord inférieur avec la portion, de l'ilio-spinal, dite long dorsal, et recouvert par le petit dentelé antérieur à son attache aux apophyses épineuses des premières vertèbres dorsales.

Le *long transversal*, formé d'un seul corps charnu, franchit les deux premières vertèbres cervicales sans s'y attacher ; il est recouvert dans la plus grande partie de son étendue par la branche moyenne de l'ilio-spinal.

Le *grand complexus* est très épais et indivis comme dans les monodactyles.

Le *court épineux* s'attache aux apophyses articulaires

des six dernières vertèbres cervicales et seulement à l'apophyse épineuse de l'axis.

Les muscles *petit complexus*, *grand* et *petit droits* de la tête, sont courts, très épais, et unis sur sur la ligne médiane avec ceux du côté opposé, attendu que dans les tétradactyles irréguliers le ligament cervical ne se prolonge pas en avant, au delà de l'axis.

Dans ces animaux, les muscles *trapèze*, *releveur* de *l'épaule*, et *splénius* débordent en haut le ligament précité et se réunissent sur la ligne médiane avec leurs analogues du côté opposé. Une espèce de raphé aponé-vrotique impair sert tout à la fois de moyen d'union et d'isolement à ces muscles.

RÉGION CERVICALE INFÉRIEURE

(Ou trachélienne.)

Cette région, qui est traversée dans toute sa longueur par la trachée, l'œsophage, les veines jugulaires, les artères carotides primitives, les nerfs pneumo-gastrique, trisplanchnique et trachéal récurrent, se compose de dix-neuf muscles, dont un impair, et huit pairs, qui sont : d'abord, sur un premier plan, le *mastoïdo-huméral* et le *sterno-maxillaire* ; puis, sur un second plan, le *sterno-hyoïdien*, le *sterno-thryroïdien*, le *long*, le *court* et le *petit fléchisseurs de la tête*, le *scalène*, et le *long du cou*, qui seul est impair.

Tous ces muscles sont enveloppés en commun par le peaucier ; trois d'entre eux abaissent l'hyoïde et le larynx, les autres opèrent la flexion et l'inclinaison latérale de la tête et du cou.

5

✦ COMMUN AU BRAS, AU COU ET A LA TÊTE.

(Mastoïdo-huméral, et mieux huméro-sterno-mastoïdien. [1])

Situation, configuration.
Le mastoïdo-huméral occupe tout le côté du cou et s'étend de la tête à la partie inférieure du bras ; très allongé, épais, aplati, élargi et bifide à son extrémité inférieure, ce muscle est formé de deux portions accolées parallèlement et placées l'une au devant de l'autre.

Attaches.
Il s'attache d'une part : 1° sur toute l'étendue de la crête courbe qui circonscrit en avant la fosse oblique du corps de l'humérus par une aponévrose qui lui est commune avec le sterno-huméral et le sterno-aponévrotique ; 2° à l'extrémité antérieure du sternum par dessus le sterno-maxillaire correspondant, au moyen d'une production charnue aplatie beaucoup moins considérable que celle qui fournit l'aponévrose d'insertion humérale ; 3° aux apophyses transverses des cinq premières vertèbres cervicales par de grandes digitations, dont la plus antérieure se réunit au tendon des muscles splénius et long dorsal ; 4° enfin à l'apophyse mastoïde par une aponévrose qui s'insinue sous la parotide et se réunit au tendon d'insertion du muscle sterno-maxillaire.

Rapports.
Recouvert : en haut, par la parotide, et dans tout le reste de son étendue par la peau de laquelle le sépare cependant une couche aponévrotique très mince dont les fibres croisent à angle droit sa direction, le mastoïdo-huméral recouvre successivement et de haut en bas : les deux muscles obliques de la tête, l'insertion mastoïdienne du splénius et du long transversal, l'origine du digastrique, la glande maxillaire, le nerf spinal, le long fléchis-

[1] Sterno-cléido-mastoïdien dans l'homme.

seur de la tête, le sous-scapulo-hyoïdien avec lequel il
entremêle ses fibres, le sterno-maxillaire, l'artère cervicale inférieure et un gros paquet de ganglions lymphatiques, le scalène, le petit pectoral, l'origine du sterno-
maxillaire, le sus et le sous-épineux, l'insertion du long
abducteur du bras, et le coraco-radial ; de son bord supérieur naît à ce dernier ce point une aponévrose qui se
réunit à celle du trapèze ; la jugulaire longe la moitié
supérieure environ de son bord antérieur ; le sterno-
huméral et la veine sous-cutanée du bras cotoient le
bord interne de sa branche d'insertion humérale ; enfin
ce muscle est traversé tout à fait en haut par la branche
auriculaire de la seconde paire nerveuse cervicale, un
peu plus bas par le nerf spinal qui en longe ensuite le
bord supérieur, et plus bas encore par des rameaux nerveux provenant des troisième, quatrième, cinquième et
sixième paires cervicales.

Lorsque son point fixe est postérieur, ce muscle flé- Action.
chit la tête, l'incline de côté et lui imprime un mouvement de semi-rotation en vertu duquel la face est
tournée du côté opposé. En agissant au contraire d'a-
vant en arrière, il porte l'épaule et le bras en avant, et
concourt à augmenter la fixité du sternum.

STERNO-MAXILLAIRE.

Etendu obliquement de bas en haut et de dedans en Situation, di-
rection, forme.
dehors, de l'extrémité antérieure du sternum au maxil-
laire inférieur, formant dans ce long trajet le côté interne
de la gouttière *jugulaire* dont le côté externe est formé
par le mastoïdo-huméral, et réuni dans son quart inférieur environ avec celui du côté opposé, le sterno-
maxillaire est un muscle allongé, arrondi, convexe en

dehors, concave en dedans, rétréci à ses deux extrémités et terminé par un tendon.

Attaches. Il naît de l'extrémité antérieure du sternum, et s'insère à l'origine de la portion ascendante du bord postérieur de la branche du maxillaire inférieur par un tendon arrondi d'abord, puis aplati, qui se réunit avec l'aponévrose d'insertion crânienne du mastoïdo-huméral, et forme avec elle une grande cloison fibreuse qui sépare la parotide de la glande maxillaire et du digastrique.

Rapports. Recouvert dans son tiers inférieur environ par le mastoïdo-huméral, dans le milieu par le peaucier, à son insertion par la veine glosso-faciale, la parotide et le canal excréteur de cette glande, le sterno-maxillaire recouvre : les sterno-hyoïdien et thyroïdien, le côté de la trachée, le sous-scapulo-hyoïdien, la glande maxillaire et le stylo-maxillaire ; la jugulaire longe tout le bord supérieur de ce muscle.

Action. Le sterno-maxillaire abaisse la mâchoire inférieure, et lorsque celle-ci est maintenue serrée contre la supérieure, il opère la flexion de la tête sur le cou.

Dans l'un et l'autre de ces deux cas, c'est lorsque la tête se trouve dans une demi-flexion, que ce muscle doit agir avec plus d'intensité, puisque alors son incidence se trouve être plus perpendiculaire au levier dont il représente la puissance.

STERNO-HYOÏDIEN, ET STERNO-THYROÏDIEN.

Forme, situation. Allongés, aplatis, rubanés, très grêles, souvent confondus l'un à l'autre dans la plus grande partie de leur étendue, et presque toujours divisés vers le milieu de leur longueur par un tendon qui les rend digastriques, ces deux muscles occupent la face antérieure de la trachée, et mesurent toute l'étendue en longueur de la région cervicale inférieure.

Ils prennent leur origine en commun à l'extrémité Attaches. antérieure du sternum au dessus et en arrière des muscles sterno-maxillaires, et s'insèrent, savoir : le *sterno-hyoïdien* sur le milieu de la face inférieure du corps de l'hyoïde avec le sous-scapulo hyoïdien auquel il est intimement uni, et le *sterno-thyroïdien* au bord inférieur du cartilage thyroïde, en regard de l'attache des muscles hyo-thyroïdien et hyo-pharyngien.

Recouverts par les sterno-maxillaires auxquels ils Rapports. sont accolés, et par le sous-cutané du cou, ces deux muscles recouvrent le golfe des jugulaires, les ganglions lymphatiques de l'entrée du thorax, et la face antérieure de la trachée.

Souvent le sterno-hyoïdien et le sterno-thyroïdien sont confondus en un seul corps charnu depuis leur origine jusqu'au tendon commun qui les rend digastriques, et ce n'est qu'à partir de ce point jusqu'à leur insertion qu'ils sont parfaitement distincts et séparés.

Ces deux muscles, dont le point fixe est invariablement Action. au sternum, abaissent directement l'os hyoïde et le larynx.

OMOPLAT OU SOUS-SCAPULO-HYOÏDIEN.

Étendu obliquement de bas en haut, d'arrière en avant Situation, direction, forme. et de dehors en dedans par dessous le mastoïdo-huméral dont il croise la direction, depuis la face interne de l'épaule jusqu'à l'hyoïde, ce muscle est aplati, mince, rubané, tendineux seulement à son extrémité postérieure et formé de gros faisceaux charnus parallèles entre eux.

Il naît par une aponévrose très mince qui fait conti- Attaches.

nuité à celle du sous-scapulaire, et s'insère sur le milieu de la face inférieure du corps de l'hyoïde après s'être réuni au sterno-hyoïdien et au sous-scapulo-hyoïdien du côté opposé.

Rapports.

Ce muscle est en rapport à son origine avec le sous-scapulaire, le sus-épineux, et le petit pectoral ; recouvert ensuite par le mastoïdo-huméral auquel il adhère intimement, par la jugulaire qu'il sépare de la carotide et par le sterno-maxillaire, le sous-scapulo-hyoïdien, recouvre successivement l'artère cervicale inférieure, la carotide primitive, les nerfs pneumo-gastrique, trisplanchnique et trachéal récurrent, le corps thyroïde, le côté de la trachée d'abord, puis la face antérieure de ce conduit, enfin les cartilages cricoïde et thyroïde ; mais de tous ces rapports, les plus importants sont ceux que ce muscle affecte dans le tiers moyen du cou avec la carotide primitive et la jugulaire qu'il sépare l'une de l'autre.

Action.

En abaissant l'hyoïde, ce muscle abaisse nécessairement le larynx et la langue auxquels ce petit appareil osseux sert de support.

GRAND DROIT ANTÉRIEUR, OU LONG FLÉCHISSEUR DE LA TÈTE.

(Trachelo-sous-occipital.)

Situation, direction, forme.

Couché en long sur le côté des cinq premières vertèbres cervicales et sous la base du crâne, dans une direction oblique de bas en haut, d'arrière en avant et de dehors en dedans, allongé, aplati d'un côté à l'autre dans ses deux tiers inférieurs environ, arrondi dans le reste de son étendue, et terminé en pointe, le trachélo-sous-occipital est le plus considérable des trois muscles fléchisseurs de la tête.

Attaches.

Il prend son origine aux apophyses transverses des

troisième, quatrième et cinquième vertèbres cervicales, par trois grandes digitations qui convergent l'une vers l'autre en avant et se confondent bientôt pour constituer un seul corps charnu par lequel ce muscle va s'insérer aux empreintes que présente l'apophyse basilaire à son point de réunion avec le corps du sphénoïde.

Recouvert au point d'attache de sa première digitation **Rapports.** par le scalène, plus haut par le sous-scapulo-hyoïdien et le mastoïdo-huméral, le long fléchisseur de la tête recouvre, le muscle long du cou, et répond près de son insertion à la poche gutturale, au court fléchisseur de la tête qui est accolé à son côté externe, à l'artère carotide, aux veines cérébrales postérieures, à l'artère occipitale, au plexus guttural, au nerf spinal, et à l'articulation atloïdo-occipitale dont il couvre la face inférieure.

Ce muscle fléchit la tête, et en raison de son obliquité **Action.** il lui imprime un léger mouvement de rotation, en vertu duquel la face est dirigée de côté; la demi-flexion, en raison de la perpendicularité que prend alors l'incidence du trachélo-sous-occipital sur son levier est le moment où l'action de ce muscle doit être le plus efficace.

PETIT DROIT ANTÉRIEUR, OU COURT FLÉCHISSEUR DE LA TÊTE.
(Atloïdo sous-occipital.)

Situé sur le côté externe du précédent auquel il est **Situation, forme.** accolé, l'atloïdo-sous-occipital est un petit muscle allongé, prismatique dans le milieu, et aplati à ses extrémités.

Né sur le côté de la face inférieure du corps de l'atlas, **Attaches.** entre le long du cou et le petit fléchisseur de la tête, ce muscle s'insère à l'apophyse basilaire de l'occipital, en dehors du précédent auquel il est intimement uni en ce point.

Rapports. Recouvert dans sa moitié postérieure environ, par le grand droit antérieur, et dans le reste de son étendue par la muqueuse de la poche gutturale, ce muscle recouvre la face inférieure de l'articulation atloïdo-occipitale. L'artère carotide interne, le ganglion guttural, les nerfs trisplanchnique, pneumo-gastrique et trachélo-dorsal, répondent à son côté externe.

Action. De même que le muscle précédent dont il est le congénère, l'atloïdo-sous-occipital fléchit la tête, et en raison de son obliquité en dedans il lui fait exécuter un léger mouvement de rotation en vertu duquel la face est dirigée de côté.

PETIT FLÉCHISSEUR DE LA TÊTE.

(Atloïdo-styloïdien.)

Situation, direction, forme. Moins long et plus grêle que le précédent, mais prismatique et presque entièrement charnu comme lui, l'atloïdo-styloïdien est couché obliquement en avant et en dehors sous l'apophyse transverse de l'atlas.

Attaches. Il prend son origine sur le côté de la face inférieure du corps de la vertèbre précitée en dehors du muscle petit droit antérieur, et s'insère à la face interne de l'apophyse styloïde de l'occipital.

Rapports. Recouvert antérieurement par la muqueuse de la poche gutturale, et postérieurement par le long fléchisseur, il recouvre l'articulation atloïdo-occipitale, et répond en dehors à l'artère occipitale, à la veine du même nom, au nerf spinal, et à la branche inférieure de la première paire nerveuse cervicale.

Action. Ce petit muscle fléchit la tête et l'incline de son côté

comme les deux muscles précédents, dont il est conséquemment le congénère.

SCALÈNE.

(Costo-trachélien.)

Situé à la partie inférieure du cou, sur le côté de
l'entrée du thorax, et étendu obliquement de bas en
haut et d'arrière en avant de la première côte aux quatre
dernières vertèbres cervicales, le scalène est un muscle
court, aplati, rétréci à ses extrémités, et divisé par une
fente allongée que traverse le plexus brachial, en deux
parties, l'une *supérieure*, l'autre *inférieure*, de chacune
desquelles certains anatomistes ont fait un muscle particulier. *Situation, di-
rection, forme.*

La portion *inférieure* de ce muscle, beaucoup plus
considérable que l'autre, naît du milieu environ du bord
antérieur de la première côte et s'insère aux apophyses
transverses des quatre dernières vertèbres du cou. La
portion *supérieure* se compose d'une succession de petits
faisceaux qui s'attachent aux apophyses transverses des
quatre dernières vertèbres cervicales et de la première
vertèbre dorsale sur lesquelles ils sont couchés obliquement. *Attaches.*

Recouvert par le sous-scapulo-hyoïdien, le mastoïdo-
huméral, le petit pectoral, les deux branches d'origine
du nerf diaphragmatique et le plexus brachial qui le
traverse, le scalène recouvre le long du cou, la trachée,
.l'artère vertébrale, le pneumo-gastrique et le trisplanchnique; la jugulaire longe son bord inférieur et le tronc
brachial le contourne obliquement en avant et en dehors. Le scalène gauche recouvre en outre l'œsophage. *Rapports.*

Ce muscle, en prenant son point d'appui sur la pre- *Action.*

mière côte, fléchit le cou en l'inclinant de côté ; lorsque le scalène prend au contraire son point fixe sur les vertèbres cervicales il donne de la fixité à la première côte et tend à la porter en avant ; enfin lorsque les deux scalènes ont leur point fixe à la première côte et agissent simultanément, ils fléchissent le cou directement.

LONG FLÉCHISSEUR DU COU.

(Ou simplement long du cou, sous-dorso-atloïdien.)

Situation, configuration. Appliqué sur la face inférieure du corps de toutes les vertèbres cervicales, et des six premières vertèbres dorsales, le sous-dorso-atloïdien est un muscle impair (au moins dans le cheval) long, aplati de dessus en dessous, rétréci à ses deux extrémités, entrecoupé de nombreuses énervations, et formé d'une succession de faisceaux convergents en avant qui entremêlent leurs fibres sur la ligne médiane.

Attaches. Les premiers faisceaux d'origine de ce muscle nés de la surface inférieure du corps des six premières vertèbres dorsales et des disques intervertébraux correspondants, viennent se terminer par un tendon commun à l'un des trois tubercules que porte chacune des apophyses transverses de la sixième vertèbre du cou : les autres faisceaux qui succèdent à ceux-ci s'attachent tant sur le corps que sur les apophyses transverses des six dernières vertèbres cervicales, et semblent venir s'insérer en commun au tubercule inférieur du corps de l'atlas par un tendon qui confond ses fibres avec celles du ligament axoïdo-atloïdien inférieur.

Rapports. Le long du cou répond par sa portion sous-dorsale aux plèvres, à la trachée, à l'œsophage, au nerf trisplanchnique, à l'origine des premières paires nerveuses dorsales, aux artères dorsale, cervicale supérieure, vertébrale et intercostales antérieures ; dans sa portion cervicale il est en rapport avec la trachée, l'œsophage, les nerfs pneumo-gastrique, trisplanchnique, trachéal récurrent, avec les muscles scalène, et grand droit antérieur de la tête ; enfin il recouvre toute la face inférieure du corps des vertèbres sur lesquelles il s'implante et les disques inter-vertébraux correspondants.

Ce muscle fléchit toute la région cervicale, et en raison de l'obliquité de ses faisceaux il tend à imprimer à toute cette région, et en particulier à la première vertèbre, un mouvement de semi-rotation. Action.

DIFFÉRENCES.—1°**Didactyles.** Le *mastoïdo-huméral* offre plus de largeur et s'étend bien davantage sur la région cervicale supérieure que dans le cheval ; par son extrémité antérieure qui est bifide, ce muscle s'attache d'une part à la ligne courbe supérieure de l'occipital au moyen d'une aponévrose très courte, et d'autre part à l'apophyse basilaire du même os par un tendon qui me semble devoir être considéré comme l'analogue de celui par lequel il s'insère à l'apophyse transverse de l'atlas dans les animaux solipèdes : au niveau de l'articulation axoïdo-atloïdienne, ce tendon reçoit celui d'un autre muscle qui a quelque analogie avec le sous-scapulo-hyoïdien du cheval, sinon par ses attaches, au moins par ses rapports avec la jugulaire et la carotide primitive. J'ajouterai encore que le mastoïdo-huméral est souvent trifide à son extrémité inférieure et que celle de ses trois branches par laquelle ce muscle s'attache au sternum, est beaucoup moins large, moins superficielle, et plus allongée que dans le cheval.

Le *sterno - maxillaire*, beaucoup moins épais que dans les monodactyles, se trouve complètement séparé de celui du côté opposé ; il s'insère à la partie droite du bord postérieur de la branche du maxillaire inférieur, en avant de la scissure dans laquelle passe l'artère glosso-faciale, par un fort tendon duquel se détachent plusieurs languettes qui vont se perdre sur la surface des muscles masséter et maxillo-labial.

2° Dans la **Chèvre**, le tendon d'insertion du sterno-maxillaire passe sur la surface du muscle masséter et s'y divise en deux languettes, dont l'une gagne le milieu de l'arcade zygomatique, et l'autre la tubérosité qui tient lieu d'épine sus-maxillaire dans les didactyles.

Le *sous-scapulo-hyoïdien*, ou plutôt le petit muscle de forme rubanée qui correspond exactement à celui-ci, sinon par son origine au moins par son insertion et ses usages, s'étend obliquement en avant et en bas de l'apophyse transverse de la troisième vertèbre cervicale à la face inférieure du corps de l'hyoïde, et constitue conséquemment un muscle *trachélo-hyoïdien*.

En avant, et à une très petite distance de l'atlas, ce muscle adhère très intimement à un autre qui répète assez bien aussi le sous-scapulo-hyoïdien des monodactyles, sinon par ses attaches, au moins par ses rapports avec la jugulaire et la carotide primitive qu'il sépare l'une de l'autre dans presque toute leur longueur. Ce muscle, dont l'origine a lieu à l'extrémité antérieure du sternum avec celui du côté opposé, monte le long du cou en suivant la direction des deux vaisseaux précités dont il peut être considéré comme le satellite, jusqu'au niveau de l'atlas, où après s'être réuni au trachélo-hyoïdien il donne naissance à un tendon et à une aponévrose très mince ; le tendon se réunit après un court trajet à celui par lequel le mastoïdo-huméral va s'insérer à l'apophyse basilaire de l'occipital avec le long fléchisseur de la tête, et l'aponévrose qui gagne, en s'insinuant sous la parotide, le bord postérieur de la branche du maxillaire inférieur, répète assez exactement celle par laquelle le mastoïdo-huméral va se joindre au tendon du sterno-maxillaire dans les solipèdes.

Le *sterno-hyoïdien* et le *sterno-thyroïdien* ont plus d'épaisseur que dans le cheval, et ils ne sont jamais digastriques.

Dans les didactyles, il existe deux *scalènes*, un *supérieur* et l'autre *inférieur*.

Le *scalène supérieur*, aplati, très mince et de forme triangulaire, s'attache d'une part aux apophyses transverses des trois dernières vertèbres cervicales, et d'autre part à la surface externe des quatre premières côtes.

Le *scalène inférieur* ressemble tout à fait à celui du cheval.

3° **Porc.** Le *mastoïdo-huméral* offre proportionnellement plus de largeur que dans les monodactyles, et son aponévrose d'origine est très courte.

Le *sterno-maxillaire*, ou plutôt le muscle qui correspond à celui auquel on a donné ce nom dans les solipèdes, se termine à l'apophyse mastoïde, et constitue conséquemment un *sterno-mastoïdien* qui n'a aucune connexion avec celui du côté opposé.

Le *sous-scapulo-hyoïdien*, ou mieux le *trachélo-hyoïdien*, est un muscle étroit et très mince, qui prend son origine aux apophyses trachéliennes de la quatrième et de la cinquième vertèbre du cou.

Le *sterno-hyoïdien* est volumineux et très distant de la trachée.

Il existe deux *sterno-thyroïdiens* de chaque côté qui s'insèrent : l'un au bord supérieur du cartilage thyroïde, et l'autre au bord inférieur de ce même cartilage laryngien : aucun de ces muscles n'est digastrique.

Les *scalènes* sont au nombre de deux; le *supérieur*, qui répète exactement celui des didactyles, prend son origine aux apophyses transverses des cinq dernières vertèbres cervicales, et s'insère sur la surface externe des trois premières côtes; l'*inférieur* affecte absolument la même disposition que dans les solipèdes et les didactyles.

4° **Tétradactyles irréguliers.** Le *mastoïdo-huméral* se compose de deux portions charnues superposées obliquement; la plus profonde de ces deux portions répète assez bien la longue digitation par laquelle ce même muscle va s'attacher à l'atlas dans les animaux solipèdes.

Point de *sterno-maxillaire*, ni de muscle qui en tienne lieu.

Les muscles *sterno-hyoïdien* et *thyroïdien*, ou mieux *costo-hyoïdien* et *thyroïdien*, ne sont jamais digastriques; ils forment une masse charnue très épaisse qui recouvre toute la face antérieure de la trachée, et ils prennent leur origine l'un au dessus de l'autre au bord antérieur du cartilage de la première côte.

Dans ces animaux, de même que dans les didactyles et les tétradactyles réguliers, il existe deux muscles *scalènes* : l'un *supérieur* et l'autre *inférieur*. Le premier de ces deux muscles s'attache d'une part aux six dernières vertèbres du cou, et d'autre part à la surface externe des huit premières côtes; le second, au bord inférieur duquel passent les vaisseaux et les nerfs brachiaux, offre la même disposition que dans les autres animaux.

Les tétradactyles irréguliers sont, en outre, de tous les quadrupèdes domestiques, ceux dans lesquels on pourrait avec le plus de raison admettre deux muscles *sous-dorso-atloïdiens*.

RÉGION AXILLAIRE.

Ou sterno – costale.)

Chacune des deux régions axillaires droite et gauche se compose de quatre grands muscles qui forment deux couches : l'une superficielle, l'autre profonde, et qui ont le sternum pour commune origine.

La première couche est formée par les deux *portions* du *commun au bras et à l'avant-bras* (l'une *antérieure*, l'autre *postérieure*), qu'une couche celluleuse parcourue par de nombreux vaisseaux lymphatiques sépare de la peau ; la seconde couche est constituée par le *grand* et le *petit pectoral*.

De ces quatre muscles, l'un s'insère à l'omoplate, deux à l'os du bras, et le quatrième à l'aponévrose anti-brachiale dont il augmente la tension.

PORTION ANTÉRIEURE DU COMMUN AU BRAS ET A L'AVANT-BRAS.

(Sterno-huméral.)

Etendu obliquement en dehors, en arrière et en bas, du sternum à la partie inférieure du bras, sous le bord antérieur du sterno-aponévrotique qui lui adhère intimement, mais dont il se distingue tout d'abord par sa teinte beaucoup plus foncée, le sterno-huméral est un muscle court, renflé dans le milieu, convexe en dehors, plane en dedans, et tendineux à ses extrémités seulement. <small>Situation, direction, forme.</small>

Il prend son origine sur le côté de l'extrémité antérieure du sternum, en dessous de la branche d'insertion sternale du mastoïdo-huméral, et s'insère à l'extrémité inférieure de la crête courbe qui circonscrit en avant la <small>Attaches.</small>

fosse oblique du corps de l'humérus par une partie tendineuse aplatie qui se glisse en dessous du coraco-radial
et se réunit aux aponévroses terminales des muscles
mastoïdo-huméral et sterno-aponévrotique.

Connexions.

Rechausseur de l'avant-bras.

En rapport, d'un côté avec la peau, de l'autre avec
les deux pectoraux et le coraco-radial, ce muscle forme
avec le bord postérieur du mastoïdo-huméral une espèce de triangle isocèle traversé du sommet à la base par
la veine sous-cutanée du bras.

Action.

Le sterno-huméral porte le membre antérieur en avant,
le rapproche de celui du côté opposé, lui imprime un
mouvement de rotation en dedans, et concourt à le fixer
sur le côté du thorax.

PORTION POSTÉRIEURE DU COMMUN AU BRAS ET A L'AVANT-BRAS.

(Sterno-aponévrotique.)

Situation, for-
me.

Situé en travers sous la peau de l'*ars* antérieur, le
sterno-aponévrotique est un muscle large, aplati de
dessus en dessous, quadrilatère, terminé par une grande
aponévrose, et formé de gros faisceaux charnus parallèles dont la couleur pâle rappelle assez bien celle des
muscles peauciers.

Attaches.

Il prend son origine au bord inférieur du sternum,
et s'insère tant à l'aponévrose anti-brachiale qu'à la face
antérieure du corps de l'humérus par son expansion
fibreuse de terminaison qui se réunit antérieurement à
celle des muscles sterno et mastoïdo-huméral.

Rapports.

Recouvert à son bord antérieur par le sterno-huméral,
et dans le reste de son étendue par la peau à laquelle il
est uni au moyen d'une couche assez épaisse de tissu
cellulaire que traversent de nombreux vaisseaux lym-

phatiques, le sterno-aponévrotique recouvre les muscles grand et petit pectoral.

Ce muscle, qui de même que le précédent n'a point son analogue dans l'homme, porte le membre antérieur dans l'adduction, le fixe et le maintient appliqué contre le thorax, augmente la tension de l'aponévrose anti-brachiale, et agit d'une manière spéciale sur la peau dont il détermine le plissement. **Action.**

GRAND PECTORAL.

(Sterno-trochinien [1].)

Étendu obliquement en avant en haut de la région abdominale inférieure à la partie supérieure et interne de l'os du bras où il se termine, le sterno-trochinien est un grand et gros muscle qui occupe successivement le dessous et le côté de la poitrine, puis le fond de l'ars antérieur. **Situation, direction, forme.**

Large et aplati de dessus en dessous dans sa moitié postérieure environ, rétréci, épais et prismatique dans le reste de son étendue, ce muscle prend son origine tant sur les faces latérale et inférieure du sternum que sur les aponévroses abdominales, et s'insère au trochin entre le sous-scapulaire et le sus-épineux, par une portion charnue de laquelle se détachent, une aponévrose qui recouvre le long fléchisseur de l'avant-bras, et un tendon qui se réunit à celui du coraco-huméral. **Attaches.**

Recouvert par la peau, le panvicule charnu, le sterno-aponévrotique et le petit pectoral qui longe son bord antérieur, le sterno-trochinien recouvre les vaisseaux et les nerfs brachiaux dont il croise obliquement la di- **Rapports.**

[1] Sterno-huméral dans l'homme.

rection, et il adhère par son bord supérieur à la gaîne fibreuse dans laquelle ces diverses parties sont contenues.

Action.

En même temps que ce muscle tire le bras en arrière,
il le porte dans l'adduction, l'étend sur l'épaule et lui
imprime un mouvement de rotation en dedans.

PETIT PECTORAL.

(Sterno-pré-scapulaire[1].)

Situation, for-
me.

Situé dans le fond de l'ars antérieur au devant du grand
pectoral auquel il est accolé, le petit pectoral est un
muscle long, épais, prismatique et pyramidal, qui occupe successivement le côté du thorax et le bord antérieur de l'épaule.

Attaches.

Né sur le côté du sternum en avant du sterno-trochinien par une succession de gros faisceaux charnus d'autant plus allongés qu'ils sont plus postérieurs, ce muscle
se termine par une aponévrose au moyen de laquelle il
recouvre les muscles sus-scapulaires et se prolonge jusqu'à l'angle cervical de l'omoplate.

Rapports.

Recouvert par les deux portions du commun au bras
et à l'avant-bras, par le mastoïdo-huméral et le cervico-
acromien qu'il faut nécessairement couper en travers pour
pouvoir l'étudier, le petit pectoral recouvre le costo-
sternal, les trois premiers muscles inter-costaux externes, les vaisseaux et les nerfs brachiaux, le sous-scapulo-
hyoïdien, le trachélo-sous-scapulaire, et en dernier lieu
le muscle sus-épineux auquel il ne tient que faiblement.

Action.

Ce muscle porte l'épaule et le bras en arrière, produit
l'abaissement de l'angle scapulo-huméral, concourt à
fixer le membre contre le thorax et augmente la tension

[1] Costo-coracoïdien dans l'homme.

de l'aponévrose d'enveloppe des muscles de la région
sus-scapulaire.

DIFFÉRENCES.—1° **D**idactyles.—Le *petit pectoral*, très
court et à peine distinct du grand pectoral, se termine
par une aponévrose sur l'extrémité inférieure du muscle
sus-épineux.

Les trois autres muscles *axillaires* sont proportionnellement moins forts, mais du reste disposés de la même
manière que dans les monodactyles.

2° **Porc.** Le *sterno-huméral* est très peu épais, mais
disposé comme dans le cheval.

Le *grand pectoral* s'insère au trochin et au trochiter
par des faisceaux charnus.

Le *petit pectoral* est plus volumineux, surtout le long
de l'épaule, que dans les solipèdes.

3° **Tétradactyles irréguliers.** — Le *sterno-aponévrotique*
est beaucoup moins étendu et plus rouge que dans les
autres animaux. Il procède de la partie antérieure du
sternum et s'insère seulement à l'os du bras.

Le *sterno-huméral* s'attache sur toute la longueur du
corps de l'humérus.

Le *grand pectoral* ne se prolonge pas en arrière au
delà de la dernière côte sternale.

Le *petit pectoral* est un muscle très grêle qui se termine au trochin.

RÉGION COSTALE.

Chacune des deux régions costales droite et gauche,
comprend cinquante-six muscles généralement aplatis,
qui sont : le *grand dentelé* de *l'épaule*, les deux *petits
dentelés* (l'un *antérieur*, l'autre *postérieur*), l'*intercostal
commun*, le *transversal des côtes*, les *inter-costaux* (au
nombre de trente-six, dix-huit *externes* et dix-huit *in-*

ternes), les *sus-costaux* (au nombre de quatorze), et le
triangulaire du sternum.

Ces muscles, parmi lesquels il en est beaucoup qui se
ressemblent exactement, opèrent soit l'élévation, soit
l'abaissement des côtes, ou même ces deux mouvements
à la fois, et tous concourent plus ou moins directement à
former les parois de la cavité dans laquelle sont contenus les organes essentiels de la respiration et de la cir-
culation.

GRAND DENTELÉ.

(Portion postérieure du dentelé de l'épaule, costo-sous-scapulaire.)

**Situation, for-
me.** Large, aplati, flabelliforme, dentelé à son bord inférieur, et recouvert d'une couche aponévrotique qui va
en augmentant graduellement d'épaisseur de bas en haut,
le grand dentelé occupe le côté du thorax dont il recouvre la moitié antérieure environ, et s'étend comme
une vaste sangle de la surface externe des côtes à la
partie supérieure et interne de l'omoplate.

Attaches. Ce muscle nait de la surface externe de toutes les côtes sternales et de la première asternale par neuf digitations qui décrivent une ligne courbe à convexité inférieure, et dont les cinq postérieures s'engrènent avec celles du grand oblique de l'abdomen ; il s'insère en premier
lieu à la surface du muscle sous-scapulaire au moyen de
sa lame tendineuse extérieure qui, par une exception
assez remarquable, se détache de la partie charnue à une
certaine distance de son insertion ; et en second lieu à la
postérieure des deux surfaces triangulaires qui surmon-
tent la fosse sous-scapulaire, en arrière de l'angulaire
avec lequel le grand dentelé est confondu par toute
l'étendue de son bord antérieur.

Connexions. En rapport par sa face externe avec une couche très

épaisse de tissu cellulaire qui le sépare du grand pectoral, du grand dorsal, du sous-scapulaire, des vaisseaux et
des nerfs brachiaux, le grand dentelé répond par sa face
interne aux côtes, au petit dentelé, et aux neuf premiers
muscles intercostaux externes; ses dentelures les plus
postérieures sont recouvertes par un prolongement de la
tunique abdominale, et sa surface externe est parcourue
d'avant en arrière par un des nerfs thoraco-musculaires.

Ce muscle, qui constitue un des plus puissants moyens
de suspension du tronc entre les deux membres antérieurs, attache l'épaule au thorax et lui imprime un
mouvement de rotation en vertu duquel la partie inférieure de cette section du membre est portée en avant et
en haut. Lorsque le point fixe du grand dentelé est à l'o-
moplate, il élève les côtes et devient auxiliaire des puissances inspiratrices.

Action.

ꓒ PETITS DENTELÉS.

(Dentelés de la respiration, dorso et lombo-costal.)

Ces muscles, au nombre de deux : l'un *antérieur*,
l'autre *postérieur*, occupent la partie la plus élevée de
chacune des parois latérales de la cavité thoracique et
s'étendent obliquement de haut en bas et de dedans en
dehors, du sommet de l'épine dorso-lombaire, aux côtes
dont ils atteignent le quart supérieur environ.

*Nombre. Si-
tuation et direc-
tion générales.*

A. Le *petit dentelé antérieur* (*dorso-costal*), situé en
dessous de l'épaule et de forme quadrilatère, est le plus
étendu, mais le moins épais des deux.

*Situation, for-
me.*

Il prend son origine aux apophyses épineuses des onze
vertèbres dorsales qui suivent la seconde par une aponévrose réunie antérieurement à celle du splénius; à
cette aponévrose succède une partie charnue aplatie,

Attaches.

mince et d'un rouge vif qui se divise presque immédiatement en huit dentelures obliques en arrière, au moyen desquelles ce muscle va s'insérer à la surface externe des trois dernières côtes sternales et des cinq premières asternales.

Situation, forme.

B. Le *petit dentelé postérieur* (*lombo-costal*), un peu moins étendu d'avant en arrière, mais de même forme que le précédent avec lequel il se confond antérieurement, occupe la partie postérieure de la région dorsale.

Attaches.

Le lombo-costal prend son origine aux apophyses épineuses des cinq dernières vertèbres dorsales et de la première lombaire par une aponévrose à laquelle succèdent six dentelures charnues de même forme à peu près, mais plus épaisses que celles du dorso-costal, et par lesquelles ce muscle va s'insérer à la surface externe des six dernières côtes.

Rapports, communs et spéciaux.

Les deux dentelés recouvrent l'ilio-spinal, l'intercostal commun, une partie des intercostaux externes, et la surface externe des côtes.

L'*antérieur*, situé en grande partie sous l'épaule qu'il faut nécessairement enlever pour pouvoir l'étudier convenablement, est recouvert par le rhomboïde et le grand dentelé.

Le *postérieur* est recouvert par le grand dorsal avec l'aponévrose duquel la sienne est si intimement liée, qu'il est tout à fait impossible de l'en séparer complètement. Les deux petits dentelés sont traversés à diverses hauteurs par des branches nerveuses et vasculaires. L'antérieur répond en outre aux principales divisions de l'artère dorsale.

Action.

Elévateurs des côtes, et conséquemment inspirateurs, les deux petits dentelés sont en outre conteneurs des muscles spinaux que recouvre leur aponévrose.

INTER-COSTAL COMMUN.

(Trachélo-costal.)

Situé en travers sur la surface externe de toutes les côtes au niveau de leur quart supérieur, sous les petits dentelés, et le long du bord externe de l'ilio-spinal, le trachélo-costal est un très long muscle aplati, élargi dans le milieu, et formé de deux plans superposés qui se croisent en X. Le plan externe est formé de faisceaux charnus, obliques en avant et en bas, auxquels succèdent des languettes tendineuses qui, en augmentant de largeur d'arrière en avant, vont s'insérer sur la surface externe des quatorze premières côtes ; le plan interne est composé d'une succession de faisceaux entièrement charnus qui suivent une direction inverse, et vont également s'insérer à la surface des côtes un peu au dessus des tendons du plan externe qui les recouvrent. *Situation, direction, configuration.*

Par le dernier faisceau de son plan externe, le trachélo-costal va se réunir à l'ilio-spinal et s'attacher avec ce muscle à l'extrémité des apophyses transverses des vertèbres des lombes ; et par le premier des faisceaux de ce même plan, il va aboutir à l'apophyse transverse de la dernière vertèbre du cou. *Attaches.*

Par le premier faisceau de son plan interne, l'intercostal commun procède de l'apophyse transverse de la dernière vertèbre du cou, et par le dernier faisceau de ce même plan il aboutit à la dernière côte.

Accolé au bord externe de l'ilio-spinal et recouvert par les deux petits dentelés, par l'aponévrose du grand dorsal et par le dentelé de l'épaule, ce muscle recouvre une partie des inter-costaux externes auxquels il adhère assez intimement. *Rapports.*

Action. L'inter-costal commun opère l'élévation des côtes par son plan interne, et leur abaissement par son plan externe; il est donc tout à la fois ~~inspirateur~~ et expirateur. *(annotation manuscrite)*

INTER-COSTAUX EXTERNES ET INTERNES.

Situation, nom-
bre, forme, di-
rection.   Situés comme leur nom l'indique entre les côtes dont ils comblent les intervalles, et au nombre de deux pour chaque espace inter-costal, les muscles inter-costaux sont, eu égard à leur position relative, divisés en *externes* et en *internes*.

Tous ces muscles se présentent sous la forme de petits rubans dont l'étendue est proportionnelle à celle de l'intervalle qu'ils remplissent, et tous sont entrecoupés d'un grand nombre de lames tendineuses.

Les *inter-costaux externes* sont généralement moins longs, un peu plus larges, plus épais et plus tendineux que les inter-costaux internes. Leurs fibres sont dirigées obliquement de baut en bas et d'avant en arrière, tandis que les fibres des *inter-costaux internes* sont obliques de haut en bas et d'arrière en avant; d'où il résulte que ces muscles sont croisés en sautoir ou en X dans chacun des espaces inter-costaux.

Attaches.   Implantés l'un et l'autre d'une part sur le bord postérieur de chaque côte, la dernière exceptée, ces muscles s'attachent d'autre part, savoir : l'*inter-costal externe* sur la surface correspondante de chaque côte, la première exceptée, et l'*inter-costal interne* au bord antérieur seulement de ces mêmes os.

Rapports.   Les inter-costaux externes sont recouverts : en haut par l'ilio-spinal, l'inter-costal commun, et les deux petits

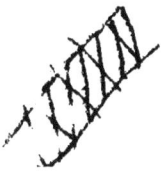

dentelés ; en bas par le grand oblique de l'abdomen, le
grand pectoral, le petit pectoral et le transversal des
côtes ; enfin, au milieu par le dentelé de l'épaule et le
grand dorsal : ils recouvrent les inter-costaux internes ;
ceux-ci répondent en dedans aux vaisseaux inter-costaux,
aux nerfs de même nom et à une expansion de tissu jaune
élastique qui recouvre la plèvre.

Suivant que leur point fixe est antérieur ou posté- Action.
rieur, les inter-costaux produisent l'élévation ou l'abais-
·sement des côtes. Ces muscles sont donc tout à la fois
inspirateurs et expirateurs. L'opposition qu'ils présentent dans la direction de leurs fibres, et qui a été longtemps considérée comme devant entraîner une opposition dans leurs usages, semble avoir pour double but de
donner plus de régularité aux mouvements des côtes et
d'augmenter la force de résistance des parois de la cavité thoracique [1].

SUS-COSTAUX.

(Ou transverso-costaux.)

Accessoires des quatorze derniers inter-costaux exter- Situation, di-
nes à l'extrémité supérieure desquels ils sont situés et rection, forme.
auxquels ils font continuité, les sus-costaux sont de
petits muscles courts, obliques en arrière et en bas,
triangulaires et très tendineux.

Ils prennent leur origine aux apophyses transverses Attaches.
de toutes les vertèbres dorsales, à partir de la quatrième

[1] Les intervalles que laissent entre eux les cartilages costaux sont
remplis par de petites productions musculeuses qui affectent à peu de
choses près les mêmes dispositions que les inter-costaux internes
dont ces productions ne sont pour ainsi dire que des prolongements.

jusqu'à l'avant dernière inclusivement, et s'insèrent tant au bord antérieur qu'à la surface externe des quatorze dernières côtes en se confondant avec les inter-costaux externes dont ils sont à peine distincts.

Rapports. Recouverts par l'ilio-spinal, les sus-costaux recouvrent les inter-costaux externes.

Action. Ces muscles opèrent l'élévation des côtes.

TRANSVERSAL DES CÔTES.

(Costo-sternal.)

Situation, direction, forme. Couché obliquement de bas en haut et d'arrière en avant sur la surface externe des quatre premières côtes sternales, le costo-sternal est un muscle aplati, mince, rubané et très tendineux.

Attaches. Il prend son origine sur le côté du sternum au niveau de l'articulation du cartilage de la quatrième côte par une petite languette tendineuse à laquelle se réunit fort souvent le droit de l'abdomen; et il s'insère par un autre tendon plus large sur le milieu à peu près de la surface externe de la première côte.

Rapports. Recouvert par le grand et le petit pectoral, le transversal des côtes recouvre les trois premiers muscles inter-costaux externes.

Action. Ce muscle, qui opère l'abaissement des côtes sur lesquelles il est couché, doit conséquemment être rangé au nombre des puissances expiratrices.

TRIANGULAIRE DU STERNUM.

(Petit dentelé inférieur, muscles du sternum, ou sterno-costaux.

Situation, direction, forme. Situé sur la paroi inférieure du thorax, et comparé tour à tour aux petits dentelés et aux sus-costaux, le

triangulaire du sternum est un muscle très tendineux,
large, aplati de dessus en dessous, recourbé en arc
dont la concavité regarde en dedans et dentelé à son
bord supérieur.

Ce muscle prend son origine sur la face supérieure du
sternum à un cordon ligamenteux qui parcourt toute la
longueur de cet os, et il s'insère à la face interne des
cartilages de prolongement des sept dernières côtes sternales par autant de dentelures divergentes dont les antérieures sont les plus courtes.

Attaches.

Tapissé à sa face interne par la plèvre, le triangulaire
recouvre le sternum, les vaisseaux thoraciques internes,
les cartilages costaux auxquels il s'insère, et les inter-
costaux internes correspondants. Un intervalle triangulaire occupé par le péricarde le sépare du muscle opposé.

Rapports.

Ce muscle abaisse les cartilages des côtes; il est conséquemment expirateur.

Action.

DIFFÉRENCES.—1°**Didactyles.**—Le *grand dentelé* de *l'é-
paule* est très nettement séparé du trachélo-sous-scapulaire du côté de son attache à l'omoplate.

Le *dorso-costal* est tout à fait séparé du lombo-costal, et il s'attache à la surface des côtes, à partir de la
sixième jusqu'à la neuvième inclusivement.

Le *lombo-costal* s'insère seulement aux trois dernières côtes.

Le *trachélo-costal* est plus large et un peu moins tendineux que dans les solipèdes.

Le *transversal des côtes* est aussi plus large et plus
épais que dans le cheval, et le *triangulaire* du sternum
est seulement un peu moins tendineux.

2° **Porc.** Le *dorso-costal* ne présente que cinq dente-

lures à son bord inférieur, tandis que le *lombo-costal* en
offre sept.

3° **Tétradactyles irréguliers.** Le *costo-sous-scapulaire* ne
recouvre que la moitié supérieure environ de la surface
externe des côtes.

Le *dorso-costal*, dont l'étendue est proportionnellement bien plus considérable que dans les autres animaux, a son origine prolongée jusqu'au ligament cervical ; il s'insère à la surface des côtes, à partir de la
troisième jusqu'à la dixième inclusivement.

Le *lombo-costal* ne présente, le plus ordinairement,
que trois dentelures.

L'*inter-costal commun*, dont les dispositions essentielles sont absolument les mêmes que dans les autres
animaux, se termine à l'avant-dernière côte par un très
petit tendon.

RÉGION ABDOMINALE INFÉRIEURE.

La région abdominale inférieure est formée par quatre
grands muscles pairs, larges, aplatis de dessus en dessous,
superposés, entrecroisés et courbés en arc dont la convexité regarde en dehors; ces muscles sont, en les
énumérant suivant l'ordre de leur superposition de dehors en dedans : le *grand oblique*, le *petit oblique*, le
droit et le *transverse*.

Ces quatre grands muscles, auxquels un cordon fibreux
blanc, impair, étendu dans le plan médian, du sternum
au pubis et appelé *ligne blanche*, sert d'insertion commune, sont compris entre deux vastes expansions : l'une
extérieure formée de tissu jaune élastique, et à laquelle
on a donné le nom de *tunique abdominale;* l'autre in-

térieure formée de fibres blanches, et doublant le péritoine, est appelée *fascia transversalis.*

Trois des muscles abdominaux inférieurs sont formés de deux parties, l'une charnue et l'autre aponévrotique; c'est à la première de ces deux parties qui est la plus excentrique, que sont dues l'expansibilité et la contractilité des parois abdominales; c'est au contraire à la seconde qu'est plus spécialement due toute la force de résistance qu'opposent ces mêmes parois aux viscères abdominaux qui font constamment effort sur elles dans l'attitude quadrupède.

GRAND OBLIQUE DE L'ABDOMEN.

(Oblique externe, ou costo-abdominal.)

Ainsi nommé en raison de la direction de ses fibres, large, aplati de dessus en dessous, irrégulièrement triangulaire, convexe en dehors, concave en dedans, et composé de deux parties continues, l'une charnue, l'autre aponévrotique, l'oblique externe est tout à la fois le plus vaste et le plus superficiel des quatre muscles abdominaux inférieurs qu'il enveloppe en commun.

La partie charnue de ce grand muscle, couchée sur la surface externe de toutes les côtes asternales et des quatre dernières sternales, dont elle recouvre environ le quart inférieur, se compose d'une succession de digitations dont la longueur va en augmentant graduellement d'avant en arrière, et dont les quatre antérieures, les plus larges, s'entrecroisent avec un nombre égal de celles du dentelé de l'épaule.

Née du bord interne de la partie charnue, suivant une ligne courbe rentrante en dedans qui correspond assez exactement à l'arc que décrivent dans leur ensemble

les cartilages des côtes asternales, l'aponévrose de l'o-
blique externe va aboutir, d'une part à la ligne blanche,
et de l'autre à l'aponévrose crurale avec laquelle elle
forme un angle rentrant dont le fond est occupé par un
cordon fibreux qui a reçu dans l'homme le nom de *ligament de Poupart*. Beaucoup moins large en avant
qu'en arrière, où elle mesure tout l'intervalle qui sépare
la région lombaire et l'angle externe de l'ilium de la
ligne blanche et du pubis, cette grande aponévrose est
formée de fibres qui affectent une direction oblique de
haut en bas et d'avant en arrière jusqu'à l'orifice inférieur du trajet inguinal qu'elles circonscrivent en avant,
en dehors et en dedans, en décrivant des courbes dont la
concavité regarde en arrière.

Attaches.

Ce muscle, dont l'origine a lieu à la surface externe de
toutes les côtes asternales et des quatre dernières sternales, s'insère à la ligne blanche, au pubis, à l'angle externe de l'ilium, et à l'aponévrose crurale avec laquelle
il forme une grande arcade, que remplissent le psoas
iliaque, le nerf fémoral antérieur, les vaisseaux cruraux,
le pectiné, et le long adducteur de la jambe.

Rapports.

Recouvert en avant et en bas par le grand pectoral,
auquel il donne attache, et dans le reste de son étendue
par la tunique abdominale à laquelle il adhère de la manière la plus intime, le grand oblique recouvre la partie
inférieure des côtes où il prend son origine, les cartilages
de prolongement de ces os, les muscles inter-costaux
externes correspondants et le petit oblique dont l'aponévrose se superpose d'abord et se natte ensuite avec
celle de l'oblique externe; par les fibres curvilignes de
son bord postérieur, l'aponévrose de l'oblique externe
concourt à former la lèvre antérieure et les deux commissures de l'anneau inguinal.

Le grand oblique abaisse les côtes, resserre l'abdo- Action.
men, et concourt conséquemment aux actes de l'expiration, de la défécation, de l'expulsion des urines et du
produit de la conception. Enfin, comme les autres muscles abdominaux, il coopère à la flexion soit directe, soit
latérale de la portion dorso-lombaire du rachis.

PETIT OBLIQUE DE L'ABDOMEN.

(Oblique interne, ou ilio-abdominal.)

Un peu moins vaste, mais à peu près de même forme que Situation, di-
rection, forme.
le grand oblique au dessus duquel il est placé et dont il
croise à angle droit la direction, l'oblique interne est un
muscle large, plus étendu en bas qu'en haut, aplati de
dessus en dessous, et composé de deux parties continues,
l'une charnue supérieure et postérieure, l'autre aponévrotique inférieure et antérieure.

Située dans cette région de l'abdomen désignée sous
le nom de flanc dont elle occupe toute l'étendue,
épaisse, triangulaire et rayonnée, la partie charnue de
l'oblique interne offre sa plus grande largeur au niveau
du pli de l'aine, où ses fibres disposées en anses au devant du trajet inguinal et réunies dans le mâle à celles
du crémaster, mesurent la majeure partie de l'intervalle
qui sépare l'épine iliaque antérieure de la ligne blanche.

Née du bord antérieur de la portion charnue, suivant
une ligne courbe rentrante en dedans, et formée de
fibres qui affectent la même direction que les faisceaux
contractiles auxquels elles font continuité, l'aponévrose
du petit oblique va, en augmentant graduellement de largeur, aboutir en premier lieu à la face interne des cartilages de prolongement des quatre dernières côtes asternales par plusieurs languettes, et en second lieu à la

ligne blanche, après s'être toutefois entrelacée au niveau du bord externe du muscle droit avec celle du grand oblique à laquelle elle n'est d'abord que superposée.

Attaches.
Le petit oblique prend son origine à l'angle externe de l'ilium, et s'insère : 1° aux quatre derniers cartilages asternaux par autant de languettes qui résultent de la division de son aponévrose ; 2° à l'arcade crurale par le bord postérieur de sa portion charnue; 3° enfin, à la ligne blanche avec le grand oblique.

Connexions.
En rapport : par sa face externe et au niveau du trajet inguinal chez le mâle avec le cordon spermatique, chez la femelle avec les vaisseaux mammaires, et dans tout le reste de son étendue avec le grand oblique; par sa face interne avec le grand droit, le transverse, et l'artère abdominale postérieure qui croise à angle droit sa direction, le petit oblique concourt à former par sa portion charnue la paroi et la lèvre antérieures du trajet inguinal.

Action.
Comme le grand oblique, dont il est le congénère, l'oblique interne opère l'abaissement des côtes, le resserrement de la cavité abdominale, et la flexion soit directe soit latérale de la partie moyenne du tronc.

GRAND DROIT DE L'ABDOMEN.

(Ou sterno-pubien.)

Situation, forme.
Etendu longitudinalement sur le côté de la ligne blanche, depuis le sternum jusqu'au pubis, entre le transverse et les aponévroses entrelacées des deux obliques, le grand droit est un muscle aplati de dessus en dessous, plus large dans le milieu qu'à ses deux extrémités ou semi-ellipsoïde et entrecoupé d'une multitude d'intersections tendineuses transversales disposées en zigzag qui

le décomposent en autant de petites zônes charnues plus une qu'il y a d'intersections.

Ce muscle est attaché : 1° par son extrémité antérieure qui en est généralement considérée comme l'origine, tant sur le côté de la face inférieure du sternum que sur les cartilages de prolongement des quatre dernières côtes sternales et des quatre premières asternales ; 2° par son extrémité postérieure au bord abdominal du pubis avec la ligne blanche et les deux muscles obliques ; 3° par la moitié antérieure environ de son bord externe à la surface interne du grand oblique au moyen d'une expansion jaune élastique, qui disparaît au niveau de la troisième côte asternale ; 4° enfin par toute l'étendue de son bord interne à la ligne blanche, qui le sépare du grand droit du côté opposé. *Attaches.*

En rapport par sa face externe avec les aponévroses entrelacées des deux obliques sur lesquelles il s'implante par les fibres de ses intersections, le grand droit répond par sa face opposée au transverse et au *fascia transversalis*, et plus directement encore aux deux artères abdominales antérieure et postérieure. *Connexions.*

Ce muscle, dont les intersections augmentent à n'en pas douter sa force de résistance, resserre l'abdomen dans son diamètre antéro-postérieur, rapproche le thorax du bassin, et opère la flexion de l'arc dorso-lombaire dont il représente en quelque sorte la corde active. *Action.*

TRANSVERSE DE L'ABDOMEN.

(Lombo-abdominal.)

Ainsi nommé à cause de la direction de ses fibres, large, aplati, recourbé d'un côté à l'autre, et formé comme chacun des muscles obliques de deux portions *Situation, direction, forme.*

7

continues : l'une charnue, l'autre aponévrotique, le transverse est le plus profond des quatre muscles abdominaux inférieurs.

Aplatie de dehors en dedans et composée de dix à douze dentelures qui vont en augmentant graduellement de longueur et en diminuant d'épaisseur d'avant en arrière, la portion charnue du transverse occupe la partie supérieure du flanc et l'hypochondre qu'elle déborde un peu du côté de la ligne médiane.

Née du bord interne de la portion charnue, suivant une ligne courbe rentrante en dehors, la partie aponévrotique du transverse va aboutir, en augmentant graduellement de largeur et en diminuant d'épaisseur d'avant en arrière ; d'une part à la ligne blanche, et d'autre part à l'arcade crurale, après s'être confondue avec le *fascia transversalis* au devant du trajet inguinal.

Ce feuillet aponévrotique est formé de fibres transversales d'autant moins serrées qu'elles sont plus postérieures.

Attaches. Attaché : d'une part, à l'extrémité des apophyses transverses des vertèbres lombaires au moyen d'une courte aponévrose et sur la face interne des cartilages de prolongement de toutes les côtes asternales, par ses dentelures charnues dont quelques unes s'entrecroisent avec celles du diaphragme, le transverse s'attache d'autre part à l'angle externe de l'ilium, à l'arcade crurale, à toute la ligne blanche, et au prolongement abdominal du sternum par son aponévrose.

Connexions. En rapport par sa face externe avec le grand droit, le petit oblique et les branches abdominales des nerfs intercostaux, ce muscle répond par sa face opposée à l'appendice xiphoïdien et au *fascia transversalis* qui le sépare du péritoine.

Le transverse abaisse les côtes et resserre l'abdo- Action.
men. *ephruit*   *v*

DE LA TUNIQUE ABDOMINALE.

Analogue sinon par sa nature, au moins par sa position, Définition.
au *fascia surperficialis* du bas–ventre de l'homme, la tunique abdominale constitue une vaste expansion fibreuse
jaune et éminemment élastique, impaire, symétrique, percée çà et là d'ouvertures vasculaires et nerveuses, et qui,
dans les herbivores domestiques, enveloppe en commun
les huit muscles des parois inférieures de l'abdomen et
les sépare du panicule charnu.

Appliquée de chaque côté sur la surface inférieure de Situation
l'oblique externe dont elle mesure toute l'étendue , et étendue.
prolongée en avant sur les quatre digitations postérieures
du dentelé de l'épaule, cette grande production concourt à
former la lèvre antérieure et les deux commissures de l'anneau inguinal ; elle recouvre la ligne blanche et le tendon
pré-pubien des muscles abdominaux , entoure l'ombilic,
se perd sur l'aponévrose crurale dans le fond de l'entre-
deux des cuisses , va en diminuant graduellement d'é-
paisseur du centre à la circonférence , et disparaît complètement au niveau de l'insertion abdominale du grand
pectoral.

Très étroitement unie par sa face supérieure aux par- Connexions
ties charnues et aponévrotiques qu'elle recouvre , mais
surtout à ces dernières, la tunique abdominale tient au
panicule charnu par sa face inférieure au moyen d'une
couche épaisse de tissu cellulaire que traversent çà et là
des vaisseaux et des nerfs ; c'est aussi de cette dernière
face de la tunique abdominale et le long de la ligne médiane, à partir de l'ombilic jusqu'au pubis , que se déta-

chent une succession de faisceaux qui vont constituer :
les uns, les ligaments suspenseurs du *fourreau* et la gaîne
du *pénis;* les autres, les moyens d'attache et de suspension
du *dartos* autour de chacun des anneaux inguinaux.

Texture. Les fibres de la tunique abdominale vont en divergeant
d'arrière en avant, et affectent la plupart la même direction que celles de l'oblique externe, avec lequel cette
enveloppe a des connexions si étroites.

Usages. La tunique abdominale forme une enveloppe conten-
tive aux muscles qu'elle recouvre, et de plus elle fait
l'office d'une vaste sangle élastique qui, tout en se prê-
tant à la dilatation des viscères digestifs abdominaux et
en réagissant sur eux, oppose une résistance incessante
et sans le secours des muscles à l'action également incessante que ces mêmes viscères exercent, tant par leur
poids que par leur déclivité dans l'attitude quadrupède,
sur les parois inférieures de la grande cavité qui les con-
tient.

Le développement de cette espèce de grand ligament
suspenseur est du reste proportionnel à celui des viscères
digestifs abdominaux.

DE LA LIGNE BLANCHE.

Définition. On désigne sous ce nom une espèce de bandelette
fibreuse impaire, tendue horizontalement à la partie
moyenne des parois abdominales inférieures, depuis
l'appendice xiphoïde du sternum jusqu'au vaste tendon
quadrilatère par lequel les muscles abdominaux s'insèrent
en commun au bord antérieur des deux pubis.

Texture. Uniquement formée, sinon dans tous les animaux, au
moins dans ceux qui nous servent de type, par les aponévroses des muscles obliques et transverses dont les

fibres s'entrecroisent et s'enlacent d'un côté à l'autre dans le plan médian, la ligne blanche ne constitue donc, à proprement parler, qu'une sorte de raphé aponévrotique très consistant compris entre les bords internes des deux muscles droits dont cette bandelette fibreuse mesure l'intervalle.

Ainsi constituée, la ligne blanche va en augmentant graduellement de largeur et d'épaisseur jusque vers ses deux tiers postérieurs environ, où ses fibres devenues jaunâtres, sans pour cela être élastiques, semblent se partager en deux faisceaux qui circonscrivent un losange aponévrotique allongé d'avant en arrière, au centre duquel se voient le vestige du cordon *ombilical* et la trace de l'*anneau* du même nom.

Recouverte : en dehors, par la tunique abdominale à laquelle elle est très étroitement unie ; en dedans par le péritoine et par les cordons résultant de l'oblitération de la veine ombilicale et de l'ouraque, la ligne blanche répond par ses côtés au bord interne des deux muscles droits auxquels elle donne attache.

Rapports.

La ligne blanche semble avoir plus spécialement pour usages d'augmenter la force de résistance des parois inférieures de l'abdomen, d'imposer des limites à l'extension de la partie moyenne du rachis qu'elle soutend à la manière d'une corde, et de fournir un point d'appui aux muscles abdominaux.

Usages.

DU CANAL INGUINAL.

On nomme *canal*, ou *trajet inguinal*, l'espèce d'interstice ou de conduit infundibuliforme qui, pratiqué dans le point où les parois abdominales inférieures viennent s'adosser à l'aponévrose crurale, livre passage au

Définition.

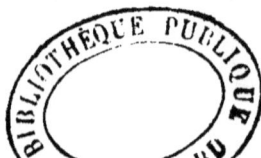

cordon spermatique dans le mâle, aux vaisseaux et aux nerfs mammaires dans la femelle.

Longueur, direction, orifices, parois.

Ce canal long de sept à huit centimètres environ, dirigé obliquement en bas, en arrière et en dedans, déprimé suivant son diamètre antéro-postérieur et recourbé en arc, dont la concavité regarde en avant, présente : deux *orifices*, l'un *supérieur*, *interne*, ou *péritonéal*, l'autre *inférieur*, *externe*, ou *cutané* que plus communément on désigne sous le nom d'*anneau inguinal*, et deux *parois* : l'un *antérieure*, l'autre *postérieure*.

Anneau inguinal.

A. L'*anneau inguinal*, obliquement dirigé de haut en bas, d'avant en arrière et de dehors en dedans, allongé d'un côté à l'autre, de forme ovalaire et d'une étendue de sept à huit centimètres dans son plus grand diamètre, offre deux *piliers* : l'un *antérieur*, l'autre *postérieur*, et deux angles ou *commissures* : l'une *externe* ou *supérieure*, l'autre *interne* ou *inférieure*.

Pilier antérieur.

Le *pilier antérieur*, recourbé en arc dont la concavité regarde en arrière, est constitué : dans son plan superficiel par l'aponévrose du grand oblique, à laquelle se joignent quelques fibres de la tunique abdominable qui descendent bientôt dans le dartos, et dans son plan profond par la partie charnue du petit oblique, qui apparaît sous la forme d'une bande transversale en arrière et en dessus du bord terminal de l'aponévrose du grand oblique.

Pilier postérieur.

Le *pilier postérieur*, tendu en ligne droite d'une commissure à l'autre, et formé seulement par l'aponévrose crurale, représente assez bien la corde de l'arc que décrit d'un côté à l'autre le pilier antérieur.

Commissures.

La *commissure externe*, aiguë et très mince, n'est autre que l'angle résultant de la réunion de l'aponévrose crurale à celle du grand oblique.

La *commissure interne*, arrondie et très épaisse, est

formée par la tunique abdominale et par le vaste tendon au moyen duquel les muscles abdominaux inférieurs
s'insèrent en commun au pubis.

B. L'*orifice supérieur* ou *interne* du canal inguinal, *Orifice supérieur.*
moins grand et un peu plus rapproché de la ligne médiane que l'inférieur, est formé par le péritoine, et soutient dans le mâle l'ouverture arrondie et assez étroite,
mais toujours béante par laquelle la gaine testiculaire
communique avec la cavité du péritoine. Cet anneau
inguinal interne est circonscrit : en avant par une espèce
de cravate que lui forme le bord postérieur de la partie
charnue du petit oblique ; en dehors par le muscle crémaster ; enfin, en arrière et en dedans par l'aponévrose
crurale.

C. Des deux *parois* du trajet inguinal, l'*antérieure* *Parois.*
convexe est formée : en premier plan par la partie charnue du petit oblique ; en second plan par le fascia transversalis auquel se joignent quelques faisceaux de l'aponévrose du transverse, et en troisième plan par le péritoine.

D. La paroi *postérieure*, légèrement concave suivant
ses deux principaux diamètres et toujours tendue, est
formée uniquement par l'aponévrose crurale.

Le canal inguinal est parcouru suivant sa longueur
par le cordon spermatique ; l'artère scrotale longe sa
paroi postérieure, et l'artère abdominale postérieure le
traverse d'arrière en avant : à la partie la plus élevée de
sa paroi postérieure se voit l'*anneau crural* destiné au
passage des deux artères précitées.

DE L'ARCADE CRURALE.

On désigne sous le nom d'*arcade crurale* ou *fémo-* *Définition.*
rale, de *ligament* de *Fallope* ou de *Poupart*, l'espèce de

cordon que forme l'aponévrose de l'oblique externe en
se réunissant par son bord postérieur avec celle de la
cuisse. Tendue obliquement en bas, en arrière et en dedans, de l'épine iliaque antérieure au pubis, l'arcade
crurale répond au pli de l'aine, établit la limite entre le
bas ventre et le membre abdominal, et forme le contour
antérieur d'un vaste intervalle triangulaire que remplissent, les muscles psoas iliaque, long adducteur de la
jambe et pectiné, le nerf fémoral antérieur, l'artère et la
veine crurales, un groupe de ganglions lymphatiques et
une couche épaisse de tissu cellulaire.

A la partie moyenne de cette grande arcade, que certains anatomistes ont encore désignée sous le nom de *bord
réfléchi* de l'*aponévrose* du grand oblique, et directement
en regard de l'orifice supérieur du trajet inguinal, se
voit l'*anneau crural* que traversent les deux branches
par lesquelles se termine l'artère sus-pubienne, c'est à
dire la *serotale* dans le mâle, la *mammaire* dans la femelle, et l'*abdominale postérieure* dans les deux sexes.

Cette ouverture vasculaire que recouvrent le péritoine
et le fascia transversalis, est évidemment la seule voie
par laquelle les hernies crurales peuvent s'effectuer.

DIFFÉRENCES. 1° **Didactyles.** L'entrecroisement en natte
des *aponévroses* du *grand* et du *petit oblique* est bien
plus distinctement et plus fortement exprimé que dans
les monodactyles.

Point d'*aponévrose crurale interne* analogue à celle
qui existe dans le cheval; au niveau du pli de l'aine,
l'*aponévrose* de l'*oblique externe* s'adosse immédiatement aux muscles fascia lata, long et court adducteurs
de la jambe, en s'infléchissant de bas en haut pour aller
se réunir à l'aponévrose lombo-iliaque.

Le *petit oblique* s'attache tout le long du bord postérieur de la dernière côte par une partie très courte de son aponévrose.

Le *sterno-pubien* ne présente que peu d'intersections tendineuses.

La *ligne blanche*, si l'on veut donner ce nom à l'espèce du zône aponévrotique comprise entre les deux muscles *droits*, offre une très grande largeur, et l'*ombilic* est situé vers le tiers antérieur de cette ligne.

Le *fascia transversalis* est beaucoup plus développé que dans les autres espèces d'animaux, et ses fibres sont la plupart entrecroisées en X.

La *tunique abdominale* se termine au niveau de l'ombilic et elle adhère moins fortement que dans le cheval à l'aponévrose de l'oblique externe avec laquelle on la voit se réfléchir au niveau de l'aine.

Le *canal inguinal* est pratiqué dans l'adossement des deux muscles obliques. Son *orifice inférieur* très allongé, et très étroit est circonscrit par la tunique abdominale et par l'aponévrose du grand oblique; sa paroi postérieure est formée par cette même aponévrose, et sa paroi antérieure par le petit oblique, le transverse, le fascia transversalis, et le péritoine.

L'*arcade crurale* est exclusivement formée par l'aponévrose de l'oblique externe.

La facilité avec laquelle les aponévroses abdominales s'éraillent, surtout aux différents points où elles ne sont que superposées et non nattées, rend assez bien raison de la fréquence des éventrations dans les animaux didactyles.

2° **Porc**. La *tunique abdominale* est remplacée par une couche celluleuse dans l'épaisseur de laquelle il s'accumule ordinairement une quantité énorme de graisse.

Du reste, les parties musculaires et aponévrotiques des

parois abdominales, la *ligne blanche*, le *fascia transversalis*, le *trajet inguinal* et l'*arcade crurale*, offrent, à très peu de chose près, les mêmes dispositions essentielles que dans les monodactyles.

3° **Tétradactyles irréguliers.** L'*oblique externe* offre une partie charnue beaucoup plus étendue que dans les autres animaux, et son aponévrose qui est très courte, ne se natte dans aucun point avec celle de l'oblique interne ; son mode de terminaison du côté de l'aine est d'ailleurs le même que dans les solipèdes.

Le *petit oblique* s'attache aux deux dernières côtes par sa portion charnue, qui est incomparablement plus grande que dans les autres animaux.

Le *transverse* a aussi une aponévrose très peu étendue ; et cette expansion va en diminuant graduellement de largeur du milieu aux deux extrémités.

La *ligne blanche* est très dense et plus haute que large.

La *tunique* abdominale n'est qu'à l'état de vestige.

L'*ombilic* est beaucoup plus rapproché du sternum que dans les autres animaux.

Le *canal inguinal* est très court ; son orifice externe est arrondi, très petit et circonscrit de tous côtés par l'aponévrose du grand oblique au centre de laquelle il semble pratiqué.

RÉGION DIAPHRAGMATIQUE.

Cette région se compose d'un seul muscle impair, nommé *diaphragme* [1] qui, ainsi que l'indique son nom, forme une cloison transverse entre la cavité thoracique et la cavité abdominale.

---

[1] Du grec Διὰ, en travers, et φρασσω, je ferme.

DIAPHRAGME.

Situé dans une direction oblique de haut en bas, et d'arrière en avant, entre la cavité abdominale et la cavité thoracique qu'il sépare l'une de l'autre, le diaphragme est un grand muscle impair, insymétrique, large, ellipsoïde, aplati d'avant en arrière, convexe en avant, concave en arrière, percé de trois grandes ouvertures placées l'une au dessus de l'autre, et formé de deux parties, l'une charnue périphérique, l'autre aponévrotique centrale dont les fibres sont curvilignes et disposées en rayons. Situation, direction, configuration.

Le diaphragme s'attache d'un part au corps de toutes les vertèbres lombaires et aux disques intervertébraux correspondants; d'autre part à la face interne des cartilages de toutes les côtes asternales et à la face supérieure du prolongement abdominal du sternum. Attaches.

L'attache vertébrale de ce muscle se fait par deux tendons qui confondus au ligament vertébral commun inférieur et réunis l'un à l'autre sur la ligne médiane, forment une espèce d'*anneau* ou de *canal* très court que traversent ensemble l'aorte, la veine azygos, le canal thoracique et les nerfs trisplanchniques. A ces tendons succèdent deux gros faisceaux charnus, l'un droit et l'autre gauche, qui se portent obliquement en avant et en bas, deviennent de plus en plus larges, s'accolent l'un à l'autre, et vont se terminer au bord supérieur de la partie aponévrotique. Ces deux faisceaux et leurs tendons constituent ce que l'on appelle les *jambes*, les *appendices*, et plus généralement encore les *piliers* du diaphragme. Piliers.

Le *pilier droit*, percé à son centre d'une *ouverture* elliptique que traversent l'œsophage, les nerfs pneumogastriques et l'artère œsophagienne, est le plus long, le plus épais, mais le moins large des deux ; il descend aussi beaucoup plus bas que le *pilier gauche* , et partage la partie aponévrotique du diaphragme en deux lobes latéraux qui ont reçu le nom de *folioles*.

Les attaches costales et sternales du diaphragme se font par une série de digitations curvilignes qui s'entre-croisent la plupart de chaque côté avec celles du transverse de l'abdomen.

La partie aponévrotique du diaphragme, à laquelle les anciens avaient donné le nom de *centre nerveux* ou *phréni-que*, sert d'insertion commune à toutes les fibres charnues ; elle est disposée en forme de cœur de carte à jouer, percée à son centre d'une *ouverture* destinée au passage de la veine cave postérieure, et formée de plusieurs plans de fibres curvilignes qui tourbillonnent et s'entrecroisent sous différents angles au centre du muscle. Ces fibres laissent ordinairement entre elles des espaces plus ou moins considérables qui établissent entre le tissu cellulaire du thorax et de l'abdomen des communications par lesquelles se font quelquefois des hernies diaphragmatiques.

Rapports. Par sa face *antérieure* ou *thoracique,* qui est convexe, le diaphragme répond aux poumons et plus directement encore aux plèvres dont il est cependant séparé près de son attache au sternum par une couche de tissu *jaune élastique* qui le soutient et l'affermit précisément dans le point où il est le plus fortement et le plus incessamment pressé par les viscères abdominaux.

Par sa *face postérieure,* qui est concave et tapissée par le péritoine, ce muscle répond au foie, à la rate, à l'estomac et à l'intestin colon.

Par chacun des *côtés* de son bord supérieur, le diaphragme embrasse le psoas des lombes, le psoas de la cuisse et le carré lombaire.

Le diaphragme est tout à la fois inspirateur et expira- Action.
teur. Lorsqu'il se contracte, ses fibres, de curvilignes qu'elles étaient, tendent à devenir rectilignes, les viscères abdominaux sont refoulés en arrière, l'ouverture œsophagienne est resserrée, et le diamètre antéro-postérieur du thorax se trouve augmenté ; le relâchement du muscle produit des effets diamétralement opposés.

DIFFÉRENCES. 1° Didactyles. Le diaphragme est plus bombé, et conséquemment plus proéminent du côté de la poitrine que dans les solipèdes ; ses piliers sont aussi incomparablement plus longs et plus volumineux que dans le cheval ; ses dentelures costales sont très larges, et aucune d'elles ne s'entrecroise avec celles du transverse abdominal.

L'ouverture œsophagienne est située, non au dessus, mais à côté et à droite de celle que traverse la veine cave ; elle est du reste pratiquée dans l'épaisseur du pilier droit comme chez les animaux qui nous servent de type.

2° Porc. L'œsophage passe entre les deux piliers du diaphragme.

3° Tétradactyles irréguliers. Le diaphragme a sa partie charnue beaucoup plus étendue que dans les autres animaux ; son aponévrose est très petite, et l'ouverture que traverse l'œsophage est pratiquée entre les deux piliers de ce muscle comme dans le porc.

MUSCLES DE LA TÊTE.

—

RÉGION MASSÉTÉRINE,

Ou temporo-maxillaire.

Chacune des deux régions massétérines se compose de six muscles courts et très tendineux qui, groupés autour de l'articulation temporo-maxillaire comme centre, sont les agents spéciaux des divers mouvements que la mâchoire inférieure exécute sur la supérieure. Ces muscles sont : le *masséter*, les deux *ptérygoïdiens* (l'un *externe*, l'autre *interne*), le *crotaphite*, le *stylo-maxillaire*, et le *digastrique*.

MASSÉTER.

(Zygomato-maxillaire, masséter externe.)

Situation, forme, fascicula-tion.

Situé sur le côté de la face, le masséter est un muscle court, aplati de dehors en dedans, irrégulièrement triangulaire et formé de plusieurs plans de fibres qui s'étendent la plupart obliquement de haut en bas et d'avant en arrière.

Attaches.

Né de toute la longueur de la crête zygomatique par des fibres charnues et par une série de grandes lames tendineuses qui se prolongent plus ou moins sur sa surface et dans son épaisseur, le masséter externe s'insère sur toute l'étendue de la partie élargie de la branche du maxillaire inférieur.

Rapports.

Recouvert par le sous cutané de la face et le zygomato-labial qui le séparent de la peau, par les branches nerveuses du plexus sous-zygomatique, par l'artère du même nom, par l'artère maxillo-musculaire et par les

veines qui accompagnent ces deux vaisseaux artériels,
le masséter recouvre l'os maxillaire, l'alvéolo-labial et le
maxillo-labial, une grosse branche veineuse, la plus volumineuse des glandes molaires et une partie de l'articulation temporo-maxillaire; par son bord antérieur ce
muscle répond à l'artère glosso-faciale à la veine du
même nom et au canal excréteur de la glande parotide.

Le masséter rapproche la mâchoire inférieure de la *Action.*
supérieure en lui imprimant un mouvement d'arrière
en avant qui dépend évidemment de l'obliquité en arrière et en bas qu'affectent les fibres dc ce muscle. Le
moment où l'action du masséter s'exerce avec le plus
d'efficacité est celui où la mâchoire inférieure se trouve
légèrement écartée de la supérieure, puisqu'alors l'incidence de ce muscle sur le levier dont il représente la
puissance se rapproche davantage de la perpendiculaire.

Le masséter agit évidemment sur le maxillaire par
un levier du troisième genre lorsque les substances
à broyer sont placées entre les dents molaires antérieures; tandis qu'il agit au contraire par un levier du
second genre lorsque les substances alimentaires sont
portées entre les dents qui terminent l'arcade dentaire.

PTÉRYGOÏDIEN EXTERNE.

(Portion du sphéno-maxillaire.)

Ce muscle très court, épais, conoïde, et beaucoup *Situation, di-*
moins considérable que le ptérygoïdien interne qui le *rection, forme,*
attaches.
recouvre, occupe la partie la plus élevée de l'intervalle
intra-maxillaire, et s'étend horizontalement en arrière et
en dehors, de l'apophyse sous-sphénoïdale et du contour
de l'hiatus orbitaire où il prend son origine, au col du

condyle de l'os maxillaire et au bord antérieur du fibro-
cartilage intermédiaire aux surfaces de l'articulation
temporo-maxillaire où il va s'insérer.

Rapports.

Recouvert par le ptérygoïdien interne, le stylo-staphylin, la muqueuse de la poche gutturale, les nerfs lingual, bucco-labial, et temporo-profonds postérieurs, par
l'artère maxillaire interne qui croise sa direction et par
la branche sous-zygomatique du nerf trifacial qui longe
son bord postérieur, le ptérygoïdien externe recouvre
l'os maxillaire, l'articulation temporo-maxillaire, les
nerfs corono-condylien, dentaire inférieur, et mylo-
hyoïdien.

Action.

Ce muscle porte la mâchoire inférieure en avant et la
dirige du côté opposé à celui qu'il occupe ; en agissant
simultanément, les deux ptérygoïdiens externes opèrent
la prépulsion directe de la mâchoire inférieure.

PTÉRYGOÏDIEN INTERNE.

(Masseter interne, sphéno-maxillaire.)

Situation . di-
rection , forme,
structuer.

Situé sur le côté de l'intervalle intra-maxillaire dans
une direction oblique de haut en bas, d'avant en arrière et dedans en dehors, le ptérygoïdien interne est
un muscle court qui offre sous le triple rapport de sa
forme, de sa structure et de ses usages, la plus grande
ressemblance avec le masséter, d'où le nom de *masséter
interne* qui lui a été donné par un grand nombre d'anatomistes.

Attaches.

Ce muscle procède de la crète sphéno-palatine et
du bord postérieur de l'apophyse ptérygoïde par des
lames tendineuses qui se prolongent plus ou moins dans
son épaisseur et sur sa surface ; il s'insère sur la partie

élargie et concave de la branche du maxillaire inférieur.

En rapport par sa face interne avec le stylo-staphylin,
la grande branche et la corne de l'os hyoïde, le grand
kérato-hyoïdien, le digastrique, la glande maxillaire,
'artère et la veine glosso-faciales, le nerf hypoglosse, le
canal de Sténon et un groupe de ganglions lymphatiques, le masséter interne répond par sa face opposée à
l'os maxillaire, au ptérygoïdien externe, au muscle mylo-
hyoïdien, au nerf du même nom, aux vaisseaux et aux
nerfs dentaires inférieurs.

Ce muscle, dont l'insertion presque perpendiculaire
sur le levier qu'il doit mouvoir rend l'action très énergique, opère l'élévation de la mâchoire inférieure, et en
raison de son obliquité en dehors, il lui imprime un mouvement de latéralité ou de diduction en vertu duquel
s'opère le broiement.

CROTAPHITE.

(Temporal, temporo-maxillaire.)

Ce muscle, qui tire son nom de sa situation dans la
fosse temporale dont il remplit la majeure partie, est
court, aplati, radié, convexe en dehors, concave en dedans et recouvert d'une lame tendineuse resplendissante
qui se rétrécit et augmente graduellement d'épaisseur
de haut en bas.

Le crotaphite naît : 1° de toute l'étendue de la fosse
temporale par ses fibres charnues; 2° du pourtour de
cette fosse par son enveloppe aponévrotique; 3° enfin du
rebord qui surmonte l'hiatus orbitaire par un large faisceau charnu oblique en avant et en dehors; il s'insère
sur l'apophyse coronoïde du maxillaire inférieur, et sur

la moitié supérieure environ de la portion ascendante du bord supérieur de la branche du même os par une série de lames tendineuses.

Recouvert par le cartilage scutiforme, les deux muscles temporo-auriculaires, le zygomato-auriculaire, le scuto-auriculaire interne, et deux coussinets adipeux, dont l'un le sépare de la base du cartilage conchinien, et l'autre de la gaine oculaire, le crotaphite recouvre la fosse temporale, les vaisseaux temporo profonds antérieurs et une partie du muscle ptérygoïdien externe.

De même que le masséter, le crotaphite élève la mâchoire inférieure, avec cette différence toutefois que le masséter, agissant sur la partie horizontale du levier représenté par le maxillaire, l'élève directement; tandis que le crotaphite, agissant sur la portion verticale de ce même levier, l'élève en lui imprimant un mouvement de bascule ou de sonnette. Enfin, attendu la direction oblique en dehors de son large faisceau qui provient de l'hiatus orbitaire, le crotaphite imprime encore à l'os maxillaire un mouvement de diduction en dedans qui favorise le broiement.

⊥ STYLO-MAXILLAIRE.

Situé en dessous de la glande parotide sur le côté de la poche gutturale et du pharynx, et étendu obliquement en avant et en bas de l'occipital à l'angle de la mâchoire, le stylo-maxillaire est un muscle allongé, aplati, moins épais en haut qu'en bas, entrecoupé de quelques intersections tendineuses, recouvert d'une lame aponévrotique assez épaisse et formé de fibres d'autant plus longues qu'elles sont plus postérieures.

Il prend son origine sur la surface externe de l'apophyse styloïde de l'occipital avec le ventre supérieur du digastrique auquel il est très étroitement uni, et il s'insère à la partie refoulée du bord postérieur de la branche du maxillaire inférieur.

En rapport par sa face externe avec la glande parotide, le tendon d'insertion du sterno-maxillaire, les artères auriculaire postérieure et maxillo-musculaire, ce muscle répond par sa face interne à la poche gutturale, au pharynx, au digastrique, à l'artère faciale et au muscle grand kérato-hyoïdien. *Connexions.*

Le stylo-maxillaire abaisse la mâchoire inférieure et lui imprime un mouvement de rétropulsion en vertu duquel s'opère l'incision des substances alimentaires. *Action.*

DIGASTRIQUE [1].

Composé, ainsi que l'indique son nom, de deux ventres ou corps charnus, l'un supérieur l'autre inférieur, séparés par un tendon moyen qui traverse celui du grand kérato-hyoïdien, le digastrique s'étend obliquement et en décrivant une courbe à concavité supérieure, de l'apophyse styloïde de l'occipital où il prend son origine avec le stylo-maxillaire, à la portion horizontale du bord postérieur de la branche correspondante de l'os maxillaire inférieur où il s'insère. *Configuration, situation, direction, attaches.*

Ce muscle répond à la glande maxillaire, à la poche gutturale, au grand kérato-hyoïdien dont il traverse le tendon, au mylo-hyoïdien, aux artères carotide interne, glosso-faciale, pharyngienne antérieure, et sous-linguale, aux nerfs laryngé supérieur, hypoglosse, lingual et glosso-pharyngien. *Rapports.*

[1] Mastoïdo-génien dans l'homme.

Action. Le digastrique abaisse la mâchoire inférieure et élève en même temps l'hyoïde.

DIFFÉRENCES. 1° **Didactyles.** Les muscles de la région massétérine sont proportionnellement moins épais que dans les monodactyles.

Le *masséter* a ses fibres plus obliques que dans le cheval, et son aponévrose d'enveloppe cesse brusquement à quelque distance de l'articulation maxillo-temporale; en sorte qu'au premier abord on croirait que ce muscle est composé de deux portions distinctes.

Le *ptérygoïdien interne*, dont l'origine est très rapprochée de la ligne médiane, présente conséquemment une obliquité très grande à laquelle doit être plus spécialement rapportée l'étendue des mouvements de diduction que la mâchoire inférieure exécute sur la supérieure dans les didactyles.

Le *ptérygoïdien externe* ne forme qu'une seule et même masse avec le muscle précédent.

Le *stylo-maxillaire* s'insère par des fibres charnues et tendineuses, tant à la face interne de la branche du maxillaire inférieur, qu'à la partie droite du bord postérieur de cette même branche en avant de la scissure que parcourt l'artère glosso-faciale.

Le *digastrique* manque complètement et n'est remplacé par aucun autre muscle.

2° **Porc.** Les muscles de cette région tiennent le milieu pour le volume et la force entre ceux des herbivores et ceux des carnivores.

Les *deux ptérygoïdiens* ne sont pas très distincts l'un de l'autre.

Le *stylo-maxillaire* prend son origine par un fort tendon, et offre absolument le même mode d'insertion que dans les didactyles.

Point de muscle *digastrique*.

3° **Tétradactyles irréguliers.** Les muscles moteurs de la mâchoire inférieure sont incomparablement plus forts que dans les autres animaux domestiques.

Le *crotaphite* déborde en arrière la fosse temporale et recouvre l'insertion mastoïdienne des muscles cervicaux supérieurs.

Le *masséter* et le *ptérygoïdien interne* se réunissent du côté de leur insertion de manière à envelopper toute la partie ascendante du bord postérieur de la branche du maxillaire inférieur.

Les deux *ptérygoïdiens* ne sont pas distincts l'un de l'autre.

Le *stylo-maxillaire* offre le même mode d'insertion que dans les didactyles.

Point de *digastrique* dans ces animaux.

RÉGION HYOÏDIENNE.

Cette région, correspondant exactement à celle appelée *sus-hyoïdienne* dans l'homme, se compose de cinq muscles pairs, qui sont : le *mylo-hyoïdien*, le *génio-hyoïdien*, le *grand kérato-hyoïdien*, le *petit kérato-hyoïdien* et le *stylo-hyoïdien*.

Les deux premiers de ces cinq muscles font opérer des mouvements de totalité à l'hyoïde, et ont pour antagonistes les muscles omoplat-hyoïdien, sterno-hyoïdien et sterno-thyroïdien [1]; les trois autres beaucoup plus petits sont affectés aux mouvements de chacune des pièces de l'appareil hyoïdien.

---

[1] Dans l'homme, ces trois muscles forment une région spéciale appelée *sous-hyoïdienne*.

MYLO-HYOÏDIEN.

Situation, forme.

Aplati de dessus en dessous, très mince, quadrilatère, semi-penné, et réuni sur la ligne médiane avec celui du côté opposé, le mylo-hyoïdien est le plus superficiel des muscles de la région hyoïdienne.

Attaches.

Né de toute l'étendue de la ligne myléenne, ce muscle s'insère d'une part à l'appendice antérieure du corps de l'hyoïde, et d'autre part à une espèce de raphé tendineux médian qui lui est commun avec le mylo-hyoïdien du côté opposé.

Connexions.

En rapport par sa face inférieure avec le ventre antérieur du digastrique, des ganglions lymphatiques et la peau, le mylo-hyoïdien répond par sa face supérieure à la muqueuse buccale, au génio-hyoïdien, au génio-glosse, à la glande sous-linguale au nerf hypoglosse, au nerf lingual, et au canal excréteur de la glande maxillaire.

Action.

Il porte l'hyoïde en avant et agit plus spécialement dans le moment de la déglutition où le bol alimentaire franchit l'isthme du gosier.

GÉNIO-HYOÏDIEN.

Direction, forme.

Etendu en ligne directe de la symphyse maxillaire à l'hyoïde, le génio-hyoïdien est un muscle allongé, fusiforme, tendineux à ses extrémités, et étroitement uni sur la ligne médiane avec celui du côté opposé.

Attaches.

Il naît par un petit tendon de la surface génienne avec le génio-glosse, et s'insère à l'extrémité antérieure de l'appendice du corps de l'hyoïde.

Rapports.

Il répond d'un côté au génio-glosse, et de l'autre au mylo-hyoïdien qui le sépare de la peau.

Action.

Ce muscle tire l'hyoïde en avant, et agit dans le même moment que le précédent.

GRAND KÉRATO-HYOÏDIEN.

Situé en dessous de la parotide, sur le côté de la poche gutturale et du pharynx, dans une direction oblique de haut en bas et d'arrière en avant, le grand kérato-hyoïdien est un muscle allongé, fusiforme et terminé par un tendon divisé en deux branches entre lesquelles passe et glisse celui du digastrique.

Situation, direction, forme.

Ce muscle prend son origine à l'angle que forme le bord postérieur de la grande branche de l'hyoïde en changeant de direction, et il s'insère sur le côté externe de la corne hyoïdienne par son tendon.

Attaches.

Il répond : en dehors aux ptérygoïdiens externe et interne, au stylo-maxillaire et à la parotide ; en dedans à la poche gutturale, au pharynx, à l'artère glosso-faciale, aux nerfs hypoglosse et glosso-pharyngien. Son bord antérieur est contourné par l'artère faciale, et son bord postérieur est accolé au ventre supérieur du digastrique.

Rapports.

Il porte le corps de l'hyoïde et conséquemment le larynx en arrière et en haut, en imprimant à ces deux parties un léger mouvement de bascule.

Action.

PETIT KÉRATO-HYOÏDIEN.

Situé sur le côté de l'isthme du gosier, très court, aplati de dehors en dedans, et triangulaire comme l'intervalle qu'il remplit, ce petit muscle s'étend obliquement en arrière et en bas de toute la longueur du bord postérieur de la petite branche hyoïdienne où il prend son origine, à la rive supérieure de la corne correspondante du même os où il s'insère.

Situation, direction, forme-attaches.

Il répond : d'un côté, au muscle hyo-glosse et à l'artère linguale ; de l'autre, à la muqueuse buccale.

Rapports.

Action. Ce muscle élève le larynx en opérant le rapprochement des deux pièces osseuses entre lesquelles il est placé.

✝ STYLO-HYOÏDIEN.

Situation, for- Situé en haut et sur le côté de la poche gutturale dans
me, fascicula- l'intervalle qui sépare l'apophyse styloïde de l'occipital
tion.
de la portion verticale du bord postérieur de la grande
branche hyoïdienne, le stylo-hyoïdien est un petit muscle
aplati d'un côté à l'autre et quadrilatère dont les fibres
se dirigent obliquement en avant et en bas.

Attaches. Né de toute l'étendue du bord antérieur de l'apophyse
styloïde de l'occipital où il se confond avec le stylo-
maxillaire et le ventre supérieur du digastrique, le stylo-
hyoïdien s'insère à la partie ascendante du bord postérieur de la grande branche de l'hyoïde.

Rapports. Ce muscle, qui répond en dehors à la parotide et au
petit oblique de la tête, et en dedans à la muqueuse de la
poche gutturale, est celui que l'on divise lorsqu'il s'agit
de pénétrer par le haut dans l'intérieur de cette poche.

Action. Le stylo-hyoïdien opère l'abaissement de l'hyoïde.

DIFFÉRENCES. 1° Didactyles. Tous les muscles de cette
région offrent, avec un peu plus de volume, les mêmes
dispositions essentielles que dans le cheval.

Le *grand kérato-hyoïdien* ne présente point d'anneau :
ce muscle naît par un tendon très grêle auquel succède
une partie charnue par laquelle il s'insère sur le côté
du corps de l'hyoïde.

Le *stylo-hyoïdien* s'insère sur la face interne de la
grande branche hyoïdienne.

2° Porc. Le *grand kérato-hyoïdien* n'offre point d'anneau. Il prend son origine par un tendon, et s'insère
par sa partie charnue sur le côté de la corne hyoïdienne
comme dans le cheval.

3° **Tétradactyles irréguliers.** Le *grand kérato-hyoïdien* est remplacé par un petit muscle *temporo-hyoïdien*.

Le *petit kérato-hyoïdien*, beaucoup plus épais que dans les autres animaux et pourvu de fibres tendineuses, s'attache aux deux branches antérieures de l'hyoïde.

Le *stylo-hyoïdien* est excessivement petit.

RÉGION AURICULAIRE.

Au nombre de dix et groupés en rayons autour des trois cartilages de l'oreille externe auxquels ils font opérer des mouvements extrêmement rapides et variés, les muscles auriculaires sont généralement petits, aplatis, minces, peu tendineux et d'une couleur pâle qui rappelle tout à fait celle des peauciers avec lesquels ils ont du reste, comme ceux des lèvres et des paupières, la plus grande analogie.

Ces muscles sont : en premier plan, le *zygomato-auriculaire*, le *temporo-auriculaire externe*, les trois *cervico-auriculaires*, distingués en *externe*, *moyen* et *interne*, le *parotido-auriculaire* et le *scuto-auriculaire externe* ; en second plan le *temporo-auriculaire interne*, le *scuto-auriculaire interne* et le *mastoïdo-auriculaire*.

TEMPORO-AURICULAIRE EXTERNE.

(Le premier de l'oreille externe.)

Couché horizontalement au côté interne de l'oreille entre la peau de la région épicranienne et le muscle crotaphite, aplati de dessus en dessous, rayonné, très mince et aponévrotique du côté de son origine, le temporo-auriculaire externe est sans contredit le plus large de tous les muscles de l'oreille.

Situation, direction, forme.

Attaches. Né de toute l'étendue de la crête qui circonscrit du côté interne la fosse temporale par une aponévrose très courte qui se réunit en haut à celle du muscle opposé, le temporo-auriculaire externe s'insère, en premier lieu à tout le bord interne du cartilage scutiforme, et en second lieu au côté correspondant du cartilage conchinien par une bandelette très mince qui recouvre une partie du scuto-auriculaire externe.

Rapports. Recouvert par la peau sur laquelle, il exerce une action spéciale à la manière des peauciers, ce muscle recouvre le crotaphite, le temporo-auriculaire interne, un rameau du nerf sourcilier qui gagne le plexus auriculaire antérieur, et l'anastomose des artères sourcilière et auriculaire antérieure.

Action. Il tire l'oreille en avant et en dedans, ramène l'ouverture de la conque en avant, et opère le froncement de la peau qui le recouvre.

ZYGOMATO-AURICULAIRE.

(Portion du premier.)

Situation, direction, forme, attaches. Réuni au précédent par une petite aponévrose triangulaire qui recouvre la partie antérieure de la fosse temporale et composé de deux ou trois petites bandelettes qui vont en diminuant graduellement de longueur d'avant en arrière, ce muscle s'étend obliquement de l'apophyse zygomatique du temporal et de la surface externe de la glande parotide, où il prend son origine par une aponévrose très mince, au bord externe du cartilage scutiforme, et à la partie antérieure de la conque où il confond ses fibres avec celles du scuto-auriculaire externe et du parotido-auriculaire.

Connexions. En rapport par sa face externe avec la peau et le

sous-cutané de la face, ce muscle répond par sa face opposée au crotaphite, au plexus auriculaire antérieur et
au rameau cutané temporal du nerf lacrymal (division
de la branche ophthalmique du trifacial).

Le zygomato-auriculaire tire l'oreille en avant et en bas. **Action.**

ᐧ PAROTIDO-AURICULAIRE.

(Le cinquième.)

Situé dans une direction légèrement oblique de bas en **Situation, di-rection, forme.**
haut et d'arrière en avant sur la surface externe de la
glande parotide qu'il recouvre en partie, ce muscle est
allongé, aplati, rubané, et va en diminuant graduellement de largeur de bas en haut.

Il prend son origine sur la glande parotide et s'insère **Attaches.**
au côté externe de la base du cartilage conchinien.

Séparé de la peau par une partie très mince du sous- **Rapports.**
cutané de la face, ce muscle recouvre la glande parotide
et le rameau cervical ou trachélien du nerf facial.

Le parotido-auriculaire fait éprouver au cartilage con- **Action.**
chinien un mouvement de bascule de dedans en dehors
et de haut en bas, en vertu duquel l'oreille est portée
dans l'abduction.

ᐳ CERVICO-AURICULAIRES.

EXTERNE (le troisième).
MOYEN (première portion du quatrième).
INTERNE (seconde portion du quatrième).

Ces trois petits muscles rubanés, qui tirent leur nom **Situation, di-rection, forme, attaches.**
de leur position relative, occupent la partie postérieure
de l'oreille et s'étendent obliquement de bas en haut,
d'arrière en avant et de dedans en dehors, de la corde

du ligament sus-épineux cervical où ils prennent naissance en commun à une espèce de raphé aponévrotique médian qui les réunit avec ceux du côté opposé, à la conque où ils s'insèrent l'un au dessus de l'autre, savoir :

L'*externe* sur le milieu de la face postérieure du cartilage conchinien;

Le *moyen* sur le côté externe de la base du même cartilage et en dessous du précédent;

L'*interne* tout à fait à la base et au côté externe de ce même cartilage.

Rapports. Les deux premiers de ces muscles sont recouverts par la peau, et le troisième est en partie dérobé par la glande parotide à laquelle il adhère très intimement.

Action. Les trois muscles cervico-auriculaires couchent l'oreille en arrière en lui imprimant un mouvement de rotation par lequel l'ouverture de la conque est dirigée en dehors et en bas.

TEMPORO-AURICULAIRE INTERNE.

(Le second.)

Situation, direction, forme, attaches. Situé dans une direction oblique de bas en haut et de dedans en dehors, à la partie supérieure de la région épicranienne, par dessous le temporo-auriculaire externe, allongé, aplati, triangulaire, terminé par un petit tendon, et formé de fibres d'un rouge vif qui contraste avec la couleur pâle du temporo-auriculaire externe, le temporo-auriculaire interne prend son origine à l'extrémité supérieure de la crête pariétale, et s'insère sur le milieu de la face postérieure du cartilage conchinien par dessous le cervico-auriculaire externe.

Rapports. Recouvert par ce dernier muscle et par le temporo-auriculaire externe, le temporo-auriculaire interne recouvre le crotaphite et le coussinet adipeux sur lequel repose la conque.

Il tire l'oreille en dedans et lui imprime un mou- vement de rotation en vertu duquel l'ouverture de la conque est dirigée en dehors.

SCUTO-AURICULAIRE EXTERNE.

(Portion du premier.)

Ce muscle, très court et composé de deux petites ban- delettes charnues, s'étend obliquement en arrière en de- hors et en haut, de la surface externe du cartilage scuti- forme où il prend son origine, au côté interne de la base du cartilage conchinien où il se termine.

Recouvert par la peau et par une petite production du temporo-auriculaire externe qui croise obliquement sa direction, il recouvre le cartilage scutiforme et le scuto- auriculaire interne.

Ce muscle est le congénère du temporo-auriculaire externe dont il ne semble être que la continuation.

SCUTO-AURICULAIRE INTERNE.

(Le sixième.)

Situé sous le cartilage scutiforme qui le dérobe com- plètement, court, assez épais, d'un rouge vif, et formé de deux portions croisées en sautoir dont l'interne est la plus longue, ce petit muscle nait de la face interne du cartilage scutiforme, et s'insère à la face postérieure de la base du cartilage conchinien.

Il répond d'un côté au cartilage scutiforme, et de l'autre au coussinet adipeux sur lequel repose l'oreille externe.

Action. Ce muscle porte l'oreille en avant en lui imprimant un mouvement de rotation par lequel l'ouverture de la conque est dirigée en dehors et même en arrière.

MASTOÏDO-AURICULAIRE.

Situation, direction, forme, attaches. Situé dans une direction verticale contre le côté interne de la base du cartilage conchinien, allongé, très grèle, légèrement renflé dans le milieu, et souvent composé de deux petits corps charnus, le mastoïdo-auriculaire prend son origine sur la lame osseuse qui circonscrit l'hiatus auditif externe par un petit tendon, et s'insère à la base de la conque.

Rapports. Ce petit muscle répond d'un côté aux cartilages annulaire et conchinien auxquels il adhère assez fortement, et de l'autre au coussinet adipeux sur lequel repose l'oreille.

Action. Il roidit la portion membraneuse du conduit auditif et en détermine le raccourcissement.

Observation. Indépendamment des dix muscles auriculaires dont la description précède, il existe encore vers le milieu de la surface externe du cartilage conchinien, divers petits plans musculeux qui semblent avoir tout à la fois pour usages de roidir ce cartilage et d'en augmenter les courbures.

DIFFÉRENCES. 1° **Didactyles.** Le *temporo-auriculaire externe* est quadrilatère, moins large que dans le cheval, et recouvert en partie par le muscle sous-cutané frontal.

Le *zygomato-auriculaire*, plus long et plus épais que dans les solipèdes, est formé de deux portions qui s'insèrent : la *supérieure* au cartilage scutiforme et l'*inférieure* à la conque.

Le *parotido-auriculaire* est beaucoup moins large que dans le cheval.

Le *scuto-auriculaire externe* comprend trois portions superposées et croisées en X, dont la *moyenne* la plus épaisse s'insère à la conque par un tendon.

Le *scuto-auriculaire interne* est formé de deux portions dont l'une, sans analogue dans le cheval, s'attache d'une part à l'apophyse mastoïde du temporal, et d'autre part au cartilage scutiforme en avant de l'autre portion à laquelle elle est accolée.

Le *temporo-auriculaire interne*, dont l'origine a lieu en arrière du chignon près de l'attache du ligament sus-épineux cervical, est dépourvu de tendon à son insertion.

Point de *mastoïdo-auriculaire*.

Au niveau de l'insertion conchinienne du zygomato-auriculaire il existe deux petites bandelettes charnues transversales qui ont évidemment pour objet de resserrer le pavillon de l'oreille.

2° **Porc.** Le *zygomato-auriculaire* naît de l'apophyse orbitaire du frontal et du ligament qui complète l'arcade surcilière.

Le *mastoïdo-auriculaire*, beaucoup plus considérable que chez les autres animaux, se confond dans une partie de son étendue avec le scuto-auriculaire interne.

Les autres muscles de l'oreille ne présentent aucune différence importante à signaler.

3° **Tétradactyles irréguliers.** Le *temporo-auriculaire externe* est plus étendu que dans les autres animaux ; il recouvre deux des muscles cervico-auriculaires, se réunit sur la ligne médiane avec celui du côté opposé, et s'attache comme dans le porc tant à l'apophyse orbitaire du frontal qu'au ligament qui complète l'arcade surcilière.

Le *zygomato-auriculaire* n'est pas distinct du muscle précédent.

Le *parotido-auriculaire* est excessivement grêle.

Point de *temporo-auriculaire interne.*

Le *cervico-auriculaire externe* se prolonge très loin sur la conque.

Le *mastoïdo-auriculaire* est beaucoup plus long et plus épais que dans les monodactyles.

A la partie inférieure du pavillon de la conque il existe plusieurs bandelettes charnues transversales qui ont, à à n'en pas douter, les mêmes usages que dans les didactyles.

RÉGION FACIALE.

((Ou du chanfrein.)

Cette région, qui a pour centre l'ouverture antérieure de la bouche et l'orifice externe de chacune des fosses nasales, se compose de dix-neuf muscles, dont neuf pairs et trois impairs : les neuf premiers sont : le *zygomato-labial*, le *lacrymal*, le *sus-naso-labial*, l'*alvéolo-labial*, le *grand* et le *petit sus-maxillo-nasal*, le *sus-maxillo*, et le *maxillo-labial;* les trois autres muscles sont : le *naso-transversal*, le *mento-labial* et le *labial*.

Concentrés autour des ouvertures buccale et nasale, ces muscles sont généralement petits, minces et décolorés surtout du côté de leur insertion. Ils prennent la plupart leur origine à des os et s'insèrent à la peau en se confondant les uns aux autres. Les uns destinés à mouvoir les lèvres, opèrent la dilatation et le resserrement de l'ouverture antérieure de la bouche, les autres plus spécialement affectés aux mouvements des ailes du nez produisent seulement la dilatation de l'orifice externe

des fosses nasales qui , devant rester toujours béant ,
manque conséquemment de muscles constricteurs.

ZYGOMATO-LABIAL [1].

Allongé, aplati, rubané et très mince, ce muscle oc- *Situation, di-*
cupe le milieu de la joue, et s'étend en ligne directe de *rection, forme, attaches.*
la surface externe du masséter où il prend son origine
par une petite aponévrose à la commissure des lèvres où
il se termine en se réunissant au labial.

Recouvert par la peau à laquelle il adhère assez étroi- *Rapports.*
tement, ce muscle recouvre le masséter, une branche
nerveuse qui émane du plexus sous-zygomatique, l'artère glosso-faciale, le canal excréteur de la glande parotide, quelques unes des glandes molaires et le muscle
alvéolo-labial.

Il relève la commissure des lèvres et détermine le *Action.*
froncement en travers de la peau.

LACRYMAL.

(Lacrymo-labial, M. Girard.)

Situé sous la peau du larmier, irrégulièrement trian- *Situation, di-*
gulaire, mince et très pâle, le muscle lacrymal s'étend *rection, forme, attaches.*
obliquement depuis l'angle nasal de l'œil, où il se con-
fond au sus-naso-labial et à l'orbiculaire des paupières,
jusque vers le milieu de la joue où il se termine par une
aponévrose qui se perd sur la face interne de la peau.

Il répond d'un côté à la peau, et de l'autre au muscle *Rapports.*
sus-maxillo-labial.

Ce petit muscle fait froncer et trémousser la peau du *Action.*
larmier.

[1] Grand zygomatique, ou zygomato-labial dans l'homme.

9

SUS-NASO-LABIAL.

(Le maxillaire.)

Situation, direction, forme. Situé sous la peau dans une direction oblique de haut en bas, d'arrière en avant et de dedans en dehors, le sus-naso-labial est un muscle large, aplati, irrégulièrement quadrilatère, aponévrotique à son bord supérieur, et divisé inférieurement en deux branches qui embrassent le pyramidal des naseaux.

Attaches. Il prend son origine sur la surface externe de l'os sus-nasal par une aponévrose très mince qui se réunit sur la ligne médiane avec celle du muscle opposé, et s'insère : 1° à la peau de l'aile externe du nez par sa branche antérieure qui est la plus large et la plus épaisse des deux; 2° à la peau de la commissure des lèvres par sa branche postérieure dont les fibres se réunissent à celles du muscle labial.

Rapports. Recouvert dans la plus grande partie de son étendue par la peau, ce muscle recouvre le releveur de la lèvre supérieure, les deux sus-maxillo-nasaux, le nerf sus-maxillaire et l'artère coronaire labiale supérieure.

Action. Il opère la dilatation de l'orifice nasal, et élève la commissure des lèvres.

ÉLÉVATEUR PROPRE DE LA LÈVRE SUPÉRIEURE.

(Sus-maxillo-labial.)

Situation, direction, forme. Couché obliquement de haut en bas d'arrière en avant et de dehors en dedans par dessous le sus-naso-labial dont il croise la direction, et étendu de la partie supérieure du grand sus-maxillaire au milieu du bord libre de la lèvre supérieure, le sus-maxillo-labial est un muscle allongé, aplati et terminé par un tendon qui offre un peu plus de longueur que le corps charnu auquel il fait continuité.

Ce muscle, dont l'origine a lieu sur la surface externe du grand sus-maxillaire et du zygomatique, s'insère à la peau de la lèvre supérieure par une large expansion de son tendon qui se réunit sur la ligne médiane à une pareille expansion du muscle opposé. Attaches.

Recouvert à son origine par le muscle lacrymal, au milieu par le sus-naso-labial, et dans le reste de son étendue par la peau, ce muscle recouvre successivement et de haut en bas les os sus-maxillaires, la fausse narine, le transversal du nez et le labial. Rapports.

Le sus-maxillo-labial élève la lèvre supérieure, directement s'il agit avec son congénère, et de côté si son action est isolée. Action.

GRAND SUS-MAXILLO-NASAL.

(Ou pyramidal des naseaux.)

Situé dans une direction oblique de haut en bas et d'arrière en avant, entre la surface externe du grand sus-maxillaire et le sus-naso-labial qui l'embrasse inférieurement, le grand sus-maxillo-nasal est un muscle allongé, aplati, triangulaire, rayonné et tendineux seulement à son extrémité supérieure. Situation, direction, forme.

Il prend son origine près et en avant de l'épine du grand sus-maxillaire, et s'insère à la peau de l'aile externe du nez en confondant ses fibres à celles de la branche antérieure du muscle sus-naso-labial. Attaches.

Recouvert en haut par ce dernier muscle, et en bas par la peau à laquelle il adhère très intimement, le pyramidal Rapports.

des naseaux recouvre la branche antérieure du muscle sus-nasolabial, le nerf sus-maxillaire et l'artère labiale supérieure.

En tirant l'aile externe du nez en dehors et en haut, il l'écarte de l'interne et concourt ainsi à la dilatation de l'orifice externe des cavités nasales.

7 PETIT SUS-MAXILLO-NASAL.
(Portion du transversal.)

On comprend sous ce nom deux petites productions musculeuses décolorées, l'une *supérieure*, l'autre *inférieure*, qui occupent chacun des côtés de l'angle rentrant formé : en haut, par la portion libre du bord externe de l'os sus-nasal, en bas par le biseau du petit sus-maxillaire.

A. La *portion supérieure*, couchée sur l'épanouissement de la cloison cartilagineuse des fosses nasales qui borde l'épine sus-nasale, se compose d'une succession de petits faisceaux charnus et tendineux qui, entrecroisés sur la ligne médiane avec ceux du muscle opposé, et réunis inférieurement au naso-transversal, vont aboutir par leur extrémité la plus excentrique à la peau de la fausse narine et à l'appendice du cornet supérieur. Cette portion musculeuse est séparée de la peau par une couche cellulo-aponévrotique très mince, et par le tendon du releveur de la lèvre supérieure.

B. La *portion inférieure*, beaucoup plus épaisse que la précédente avec laquelle elle n'a de rapport qu'en haut, est formée d'une succession de faisceaux très courts et entremêlés de graisse qui s'étendent obliquement en avant et en dedans, de la suture des deux os sus-maxillaires à la peau de la fausse narine, et à l'appendice du cornet inférieur où ils s'insèrent la plupart. Recouverte par le sus-naso-labial, cette portion musculeuse recouvre le biseau du petit sus-maxillaire et plusieurs branches du nerf maxillaire supérieur.

Le petit sus-maxillo-nasal est tout à la fois dilatateur de la fausse narine et de la cavité nasale proprement dite, puisqu'il élève et tire en dehors toute la partie membraneuse de cette dernière cavité comprise entre l'épine susnasale et le biseau du petit sus-maxillaire. *Action.*

/ c NASO-TRANSVERSAL.

(Transversal du nez.)

Fixé en travers sur la face supérieure du cartilage de l'aile interne de chaque naseau, et continu en bas avec l'orbiculaire des lèvres, le naso-transversal est un petit muscle impair, aplati de dessus en dessous, quadrilatère, plus épais dans le milieu qu'à ses bords, et entièrement charnu. *Situation, direction, forme, attaches.*

Recouvert par une couche de tissu cellulaire très lâche, et par l'expansion tendineuse qui sert d'insertion commune aux deux releveurs de la lèvre supérieure, ce muscle recouvre les cartilages sur lesquels il est attaché. *Rapports.*

En élevant l'aile interne du nez par ses faisceaux supérieurs, et en la rapprochant de la ligne médiane par ses faisceaux inférieurs, ce muscle concourt d'une manière très efficace comme on le voit à la dilatation de l'orifice externe des fosses nasales. *Action.*

⁷ ALVÉOLO-LABIAL.

(Les molaires externe et interne, ou buccinateur.)

L'alvéolo-labial est le muscle propre de la joue. Dirigé verticalement, large, aplati, irrégulièrement trian- *Situation, direction, forme.*

gulaire, et penniforme dans sa moité supérieure environ.
ce muscle est composé inférieurement de deux plans de
fibres qui se croisent en sautoir ; les fibres du plan externe obliques en avant et en haut, vont se perdre dans
la portion supérieure de l'orbiculaire des lèvres ; tandis
que les fibres du plan interne, dirigées obliquement en
arrière et en bas, vont se confondre avec la portion inférieure du même muscle.

Attaches. — Le muscle alvéolo-labial prend son origine : d'une
part sur le bord et la tubérosité alvéolaires du grand sus-
maxillaire, et d'autre part sur le bord alvéolaire de la
branche du maxillaire inférieur ; il s'insère à la muqueuse buccale.

Rapports. — Recouvert en arrière par le masséter et par la plus
grosse des glandes molaires, en avant par les muscles
zygomato-labial, sus-naso-labial, et par le sous-cutané
de la face, par l'artère glosso-faciale, la veine du même
nom, et le canal de Stenon qui, après avoir croisé obliquement sa direction, le traverse au niveau de la troisième
dent molaire supérieure, l'alvéolo-labial recouvre la
muqueuse de la joue.

Action. — Ce muscle agit spécialement dans la mastication ; il
concourt à rapprocher la mâchoire inférieure de la supérieure, repousse incessamment les substances alimentaires entre les dents molaires, et les chasse de l'espèce
de gouttière formée d'un côté par les joues, et de l'autre
par les arcades dentaires.

ABAISSEUR DE LA LÈVRE INFÉRIEURE.

(Maxillo-labial.)

Situation, di-
rection, forme. — Situé le long du bord inférieur de l'alvéolo-labial, auquel il est étroitement uni, et étendu obliquement en

avant et en bas de l'os maxillaire à la lèvre inférieure dont il traverse le tissu musculeux, le maxillo-labial est un muscle allongé, aplati, et terminé par un tendon arrondi qui se dégage du corps charnu au niveau du trou mentonnier.

Né de la tubérosité alvéolaire avec l'alvéolo-labial, ce muscle se termine à la peau de la lèvre inférieure par l'expansion de son tendon. Attaches.

Le maxillo-labial répond d'un côté au masséter et au sous-cutané de la face, de l'autre à l'os maxillaire inférieur, à l'artère coronaire labiale inférieure et au nerf maxillaire. Rapports.

Ce muscle abaisse la lèvre inférieure, directement lorsqu'il agit avec son congénère, et de côté si son action est isolée. Action.

MENTO-LABIAL.

Muscle de la houppe du menton, portion de l'orbiculaire, ou muscle incisif inférieur.

Situé en dessous de la partie moyenne du maxillaire inférieur dans une direction oblique de haut en bas et de dehors en dedans, impair, très court et confondu en avant à l'orbiculaire des lèvres, le mento-labial prend son origine sur les côtés de la symphyse du menton, et s'insère à la peau. Situation, direction, forme, attaches.

Recouvert de chaque côté par le tendon du maxillo-labial, le mento-labial recouvre les vaisseaux et les nerfs de la lèvre inférieure. Rapports.

En même temps que ce muscle relève la lèvre inférieure, il détermine le froncement de la peau et le redressement des longs poils qui ont leurs bulbes implantés dans le tissu cellulaire sous-cutané. Action.

ʲ LABIAL,

(Ou orbiculaire des lèvres.)

Situation, forme, structure. Compris entre la peau et la muqueuse des lèvres, le labial est un muscle impair formé de deux demi-zônes ou ceintures charnues, l'une *supérieure*, l'autre *inférieure*, qui s'entrecroisent sans se confondre au niveau des commissures des lèvres.

Parmi les fibres qui entrent dans la structure de ce muscle, et qui presque toutes sont charnues, les unes lui appartiennent en propre, tandis que les autres ne sont bien évidemment que des prolongements de celles des muscles sus-naso-labial, grand sus-maxillo-nasal, alvéolo-labial, naso-transversal et mento-labial.

Des fibres propres : les unes, situées profondément et au devant de l'alvéolo-labial qu'elles semblent continuer, s'implantent sur la surface des os maxillaires au niveau de l'angle que forme la muqueuse buccale en se réfléchissant de dedans en dehors pour tapisser la face interne des lèvres ; les autres plus superficielles, et disposées en demi-cercle horizontal dans l'épaisseur du bord libre des lèvres, forment spécialement l'*orbiculaire* ou le *sphincter* de l'ouverture buccale.

Attaches. Né de la surface externe des os maxillaires par ses fibres propres, le labial s'insère à la peau, à la muqueuse buccale et au cartilage qui forme la base de l'aile externe du nez.

Rapports. Recouvert par la peau à laquelle il adhère d'une manière extrêmement étroite, surtout au niveau du bord libre des lèvres, ce muscle recouvre la muqueuse buccale, les glandules labiales, les vaisseaux coronaires, et une multitude de divisions du nerf trifacial.

Son action est relative à l'occlusion de la bouche, à la préhension des aliments solides et liquides, à la succion, à la projection des lèvres en avant ou de côté, et à leur froncement, aux changements de forme de l'ouverture buccale, et de plus à la dilatation de l'orifice externe des cavités nasales. Action.

DIFFÉRENCES. 1° Didactyles. Les muscles *zygomato-labial* et *lacrymal* sont beaucoup plus larges, plus épais et plus rouges que dans les solipèdes.

Le *sus-naso-labial* est indivis à sa terminaison, et continu à son origine avec le peaucier du front.

Le *sus-maxillo-labial* est formé de trois corps ou portions charnues couchées parallèlement l'une au dessus de l'autre et terminées chacune par un tendon; la portion supérieure aboutit dans le milieu du mufle, et les deux autres portions, entre lesquelles passe le grand sus-maxillo-nasal, gagnent le milieu de la lèvre supérieure en cotoyant l'aile externe du nez.

Point de *petit sus-maxillo-nasal* ni de *naso-transversal*.

Le *maxillo-labial* est très large, et recouvre la plus grosse des glandes molaires.

Le *mento-labial* est beaucoup plus épais et plus rouge que dans le cheval.

2° Porc. Point de muscle *lacrymal* ni de *sus-naso-labial*.

Le *sus-maxillo-labial* est penniforme et beaucoup plus fort que dans le cheval; ce muscle prend son origine dans la fosse larmière avec le grand sus-maxillo-nasal, et il se termine dans le milieu du grouin par un tendon qui se réunit sur la ligne médiane à celui du muscle opposé.

Le *grand sus-maxillo-nasal* est très épais et composé

de deux corps charnus couchés parallèlement l'un au dessus de l'autre. De ces deux portions, qui naissent en commun de l'extrémité inférieure de la crète zygoma-tique et des tubercules qui font suite à cette éminence, la *supérieure* se termine dans l'aile externe du nez et dans le *boutoir* par une multitude de petites languettes tendineuses ; tandis que l'*inférieure* s'insère dans la lèvre supérieure par un tendon qui se réunit sur la ligne médiane a celui du muscle opposé.

Le *petit sus-maxillo-nasal* est plus gros que dans le cheval, et sa portion supérieure ou *nasale* va se réunir au tendon du muscle sus-maxillo-labial.

Point de *naso-transversal.*

Le *mento-labial* est très épais, d'un rouge vif, et ter-miné par des fibres tendineuses.

3° **Tétradactyles irréguliers.** Le *zygomato-labial* s'étend obliquement de haut en bas et d'arrière en avant, du car-tilage scutiforme à la commissure des lèvres.

Le *lacrymo-labial*, très grèle, ne paraît être qu'une dépendance de l'orbiculaire des paupières.

Le *sus-naso-labial*, indivis à sa terminaison, recouvre tout le côté de la joue et de la lèvre supérieure.

Le *grand-sus-maxillo-nasal* se termine à la fois dans l'aile externe du nez et dans la lèvre supérieure.

Le *petit sus-maxillo-nasal* est assez épais ; mais très pâle.

Point de *sus-maxillo-labial*, ni de *naso-transversal.*

Le *maxillo-labial* semble être remplacé par un petit faisceau charnu qui se détache du bord inférieur de l'al-véolo-labial.

Le *mento-labial* est mince et très court.

MUSCLES DU BASSIN.

RÉGION COCCYGIENNE.

Cette région se compose de quatre muscles pairs , qui
sont les agents spéciaux des divers mouvements d'élévation. d'abaissement, d'inclinaison latérale, et de circumduction qu'exécute le coccyx.

Trois dispositions communes , désignés sous le nom
générique de *sacro-coccygiens* , et distingués en *supérieur,* en *inférieur* et en *latéral*, sont des muscles longs ,
parallèles au coccyx dont ils mesurent toute la longueur, et ils sont contenus dans une gaine aponévrotique
commune qui les sépare de la peau. Ces trois muscles ,
d'une parfaite ressemblance, vont en diminuant graduellement de volume d'avant en arrière et deviennent de
plus en plus tendineux dans le même rapport ; ils sont
l'un et l'autre formés d'une succession de faisceaux
charnus terminés par de petits tendons d'autant plus
allongés et plus grêles qu'ils sont plus postérieurs; enfin,
tous les trois prennent leur origine au sacrum et s'insèrent en commun aux os coccygiens.

Le quatrième muscle de cette région, nommé *ischio-
coccygien,* n'a de commun avec les trois autres que son
insertion au coccyx.

SACRO-COCCYGIEN SUPÉRIEUR.

(Le releveur.)

Ce muscle, moins long et moins épais que les deux
autres, naît du sommet de la dernière apophyse épineuse
du sacrum et s'insère sur toute la longueur de la face
supérieure du coccyx.

Attaches.

Action.

Il élève le coccyx, directement s'il agit avec son congénère, et de côté si son action est isolée.

SACRO-COCCYGIEN INFÉRIEUR.

(L'abaisseur.)

Forme, attaches.

Plus long et plus épais, mais de même forme que le précédent à l'opposé duquel il est situé, ce muscle prend son origine sur la face inférieure des quatre dernières vertèbres sacrées, et il s'insère sur toute la longueur de la face inférieure du coccyx.

Rapports.

Le sacro-coccygien inférieur est recouvert près de son origine par l'ischio-coccygien et séparé de celui du côté opposé par une masse charnue grisâtre qui dépend du rectum et par l'artère coccygienne médiane; il recouvre l'artère coccygienne latérale inférieure et le nerf qui accompagne ce vaisseau.

Action.

Ce muscle abaisse le coccyx, directement lorsque son action est combinée à celle de son congénère, et de côté s'il agit isolément.

SACRO-COCCYGIEN LATÉRAL.

(L'inclinateur.)

Situation, forme, attaches.

De même forme à peu près, mais beaucoup plus long et plus épais que les deux autres entre lesquels il se trouve placé, le sacro-coccygien latéral naît sur le côté de l'épine sus-sacrée et du bord latéral du sacrum par une aponévrose qui recouvre les faisceaux les plus postérieurs du transversaire épineux, et il s'insère sur le côté des os coccygiens.

Rapports.

Ce muscle, qui semble composé de deux portions couchées parallèlement l'une au-dessus de l'autre, est re-

couvert antérieurement par le ligament ilio-sacré postérieur et par les muscles ischio-tibiaux.

Il opère l'inclinaison latérale du coccyx.

ISCHIO-COCCYGIEN.

(Ou sacro-coccygien oblique.)

Situé obliquement de bas en haut et d'avant en arrière,
sur le côté du fond de la cavité pelvienne ; aplati, rubané et aponévrotique à son extrémité inférieure, ce
muscle prend son origine au ligament sacro-ischiatique,
en arrière de l'ischio-anal, et s'insère sur le côté des
deux premiers os coccygiens.

Il opère l'abaissement du coccyx.

Indépendamment des quatre paires de muscles dont
la description précède, on rencontre encore sur les quatre
faces du coccyx une série de petits faisceaux charnus et
tendineux qui s'étendent d'un os coccygien à l'autre.

DIFFÉRENCES. 1° **Didactyles.** Les muscles *sacro-coccygiens* ne diffèrent de ceux du cheval que par leur plus
grande longueur et leur moindre épaisseur.

L'*ischio-coccygien* est plus large et plus épais que dans
les solipèdes.

2° **Porc.** Les muscles de la queue affectent à peu près
les mêmes dispositions que dans les didactyles.

3° **Tétradactyles irréguliers.** Le *sacro-coccygien supérieur* présente antérieurement deux branches qui semblent se confondre aux muscles ilio-spinal et transversaire épineux ; la plus longue de ces deux branches
provient des cinq dernières vertèbres lombaires, et la
plus courte de l'épine sus-sacrée seulement.

MUSCLES DES MEMBRES.

1° MUSCLES DU MEMBRE THORACIQUE.

Ces muscles sont au nombre de vingt-huit, et se divisent d'après l'ordre topographique : en *muscles de l'épaule, muscles du bras, muscles de l'avant-bras* et *muscles du pied.* Dans l'ordre physiologique, les muscles de l'épaule sont moteurs du bras, ceux du bras produisent les mouvements de l'avant-bras, et ceux de l'avant-bras sont les puissances qui font mouvoir le pied ; quant aux muscles du pied, ils sont excessivement grêles et ne participent en aucune façon aux mouvements des diverses pièces osseuses qui forment la charpente de cette dernière section du membre.

MUSCLES DE L'ÉPAULE.

Les muscles de l'épaule sont au nombre de sept et composent deux régions : l'une *externe* ou *sus-scapulaire*, l'autre *interne* ou *sous-scapulaire.*

Tous ces muscles prennent leur origine à l'omoplate qu'ils enveloppent de toutes parts et se terminent à la moitié supérieure de l'humérus, après avoir entouré l'articulation scapulo-humérale qu'ils affermissent et à l'égard de laquelle la plupart semblent faire fonction de ligaments actifs.

RÉGION SCAPULAIRE EXTERNE,

Ou sus-scapulaire.

Cette région est formée de quatre muscles qui sont : le *long* et le *court abducteur du bras,* le *sus-épineux*, et le *soas-épinenx*. Bien que différents par leur volume et leur forme, ces muscles sont tous taillés à pans et dirigés dans la même obliquité que le scapulum dont ils recouvrent la surface externe et les trois bords. Les deux premiers s'insèrent sur le côté externe du corps de l'humérus. Les deux autres, plus considérables, remplissent les fosses sus-scapulaires et se terminent aux deux éminences non articulaires de l'extrémité supérieure de l'os du bras.

Une aponévrose, composée de plusieurs feuillets et à la circonférence de laquelle s'attachent le trapèze, le petit pectoral et le mastoïdo-huméral, enveloppe ces quatre muscles en commun, affermit leur contraction et les sépare de la peau conjointement avec le pannicule charnu.

↳ LONG ABDUCTEUR DU BRAS.

(Grand scapulo-huméral.)

Etendu obliquement en avant et en bas de la partie supérieure de l'épaule au côté externe du bras, le grand scapulo-huméral est un muscle allongé, renflé à sa partie moyenne, élargi à son extrémité inférieure, plane en dehors, convexe en dedans, recouvert d'une couche tendineuse, entrecoupé d'énervations et divisé suivant sa longueur par un interstice dans lequel s'enfonce l'aponévrose du mastoïdo-huméral. *Situation, direction, forme.*

Ce muscle prend son origine à l'angle dorsal du scapulum et à l'acromion par une vaste aponévrose qui recouvre toute la surface externe du sous-épineux ; il s'insère à la tubérosité externe du corps de l'humérus par un tendon aplati et très court que recouvrent des faisceaux charnus. *Attaches.*

Séparé de la peau par le pannicule charnu et par une couche aponévrotique, le long abducteur recouvre le *Rapports.*

sous-épineux, le gros extenseur de l'avant-bras dans lequel il est enfoncé, le petit scapulo-huméral et le court extenseur de l'avant-bras.

Action. Tenseur de l'aponévrose à laquelle il est attaché par son bord antérieur, le grand scapulo-huméral est en outre abducteur, rotateur et même fléchisseur du bras si son action est combinée à celle du sous-scapulo-huméral.

Quel que soit au reste le mouvement que ce muscle détermine, c'est toujours par un levier du troisième genre qu'il agit sur l'humérus.

⌐COURT ABDUCTEUR DU BRAS.

(Petit scapulo-huméral [1].)

Situation, direction, forme. Situé le long du bord postérieur de l'omoplate et dirigé dans le même sens que le précédent qui le dérobe complètement, le petit scapulo-huméral est un muscle court, prismatique à sa partie moyenne, aplati et tendineux à ses extrémités.

Attaches. Né : 1° des deux tiers inférieurs environ du bord postérieur de l'omoplate et de quelques unes des empreintes linéaires de la fosse sous-épineuse par une succession de languettes tendineuses d'autant plus longues et plus grêles qu'elles sont plus postérieures ; 2° d'un petit tubercule lenticulaire situé sur le côté externe du sourcil de la cavité glénoïde par un tendon arrondi et très court, le petit scapulo-huméral s'insère sur le côté externe du corps de l'humérus, entre la tubérosité externe du corps de cet os et la facette d'insertion du sous-épineux.

Rapports. Recouvert par le long abducteur et le sous-épineux

[1] Petit rond dans l'homme.

duquel il n'est pas distinct dans toute son étendue, ce
muscle recouvre successivement et de haut en bas, l'origine du gros extenseur de l'avant-bras, la capsule fibreuse
de l'articulation scapulo-humérale à laquelle il adhère
assez fortement, et le court extenseur de l'avant-bras.

Abducteur et rotateur du bras en dehors, ce muscle   Action.
est conséquemment congénère du sous-épineux et du
grand scapulo-huméral ; de plus, il soulève le ligament
capsulaire de l'articulation scapulo-humérale et affermit
la tête de l'humérus dans sa cavité de réception.

+ SUS-ÉPINEUX.

(Sus-acromio-trochitérien [1].)

Situé dans la fosse sus-acromienne qu'il remplit et   Situation, for-
déborde même en avant, le sus-épineux est un muscle   me.
allongé, épais, prismatique, pyramidal et biceps à son
extrémité inférieure.

Ce muscle naît de toute l'étendue de la fosse sus-épi-
neuse, de l'acromion, du bord antérieur de l'omoplate,   Attaches.
de l'angle cervical et de la surface externe du cartilage
de prolongement de cet os ; il s'insère au sommet du trochiter et du trochin par deux branches que réunit entre
elles une aponévrose qui se répand sur le coraco-radial
en se confondant à l'expansion tendineuse du grand
pectoral.

Recouvert par la portion antérieure du trapèze, par le   Rapports.
petit pectoral, le pannicule charnu et le mastoïdo-huméral, le sus-épineux recouvre la fosse sus-acromienne,
les vaisseaux et les nerfs sus-scapulaires et la capsule
fibreuse de l'articulation scapulo-humérale à laquelle il
adhère assez intimement.

[1] Petit sus-scapulo-trochitérien dans l'homme.

Action. Le sus-épineux étend le bras, opère la tension de l'aponévrose brachiale antérieure, et soulève la double capsule de l'articulation scapulo-humérale ; mais l'action de ce muscle semble surtout appropriée à l'affermissement de l'articulation scapulo-humérale au devant de laquelle il forme une espèce de voute active qui borne le déplacement en avant de la tête de l'humérus.

SOUS-ÉPINEUX.

(Sous-acromio-trochitérien.)

Situation, forme. Situé dans la fosse sous-acromienne qu'il remplit en totalité, le sous-épineux est un muscle allongé, plus large, plus épais et d'une structure plus complexe que le sus-épineux ; il est renflé et prismatique à sa partie moyenne, aplati d'un côté à l'autre à son extrémité supérieure, conoïde à son extrémité opposée, et terminé par deux tendons.

Attaches. Né de toute la fosse sous-épineuse, de l'acromion et du cartilage de prolongement du scapulum par des faisceaux charnus et de fortes lames tendineuses, le sous-épineux se termine à l'humérus par deux tendons superposés, dont l'un, le plus court et le plus profond, s'attache au côté interne de la convexité du trochiter ; tandis que l'autre, d'une texture beaucoup plus serrée, glisse sur cette même convexité qu'il emboîte et va s'insérer à la crête dite sous-trochitérienne.

Rapports. Recouvert par l'aponévrose du long abducteur du bras à laquelle il adhère de la manière la plus étroite, ce muscle recouvre le scapulum, le cartilage de prolongement de cet os, le court abducteur du bras, le côté externe de l'articulation scapulo-humérale, l'origine du gros extenseur de l'avant-bras, les vaisseaux et les nerfs sous-scapulaires.

Antérieurement, et dans une partie de son étendue, il est uni au sus-épineux, et postérieurement il répond au long abducteur du bras.

Le sous-épineux opère l'abduction et la rotation du bras en dehors ; il fait en outre fonction de ligament actif, soutient la tête de l'humérus et borne le déplacement en dehors de cette éminence articulaire. *Action.*

DIFFÉRENCES. 1° **Didactyles.** Les muscles sus-scapulaires sont seulement moins volumineux que dans les solipèdes.

2° **Porc.** Ces mêmes muscles sont proportionnellement plus courts que dans les autres animaux.

3° **Tétradactyles irréguliers.** Le *long abducteur du bras* est divisé en deux portions par un interstice profond dont on trouve le vestige dans les solipèdes. La plus courte de ces deux portions naît de l'extrémité inférieure de l'acromion.

Le *sus-épineux* ne s'insère qu'au trochiter.

Le *sous-épineux* se termine par une seule branche qui est de nature tendineuse.

RÉGION SCAPULAIRE INTERNE,

ou sous-scapulaire.

Cette région se compose de trois muscles qui recouvrent la majeure partie de la face interne du scapulum, ce sont : le *sous-scapulaire*, l'*adducteur du bras* et le *coraco-huméral*. De ces trois muscles qu'enveloppe une commune aponévrose, le dernier dirigé dans le même sens que l'humérus pourrait être à la rigueur reporté dans la région du bras.

SOUS-SCAPULAIRE.

(Sous-scapulo-trochinien.)

Situation, forme.   Situé dans la fosse sous-scapulaire qu'il déborde en avant et en arrière, entre le sus-épineux et l'adducteur du bras auxquels il se confond par deux de ses bords, le sous-scapulaire est un muscle large, aplati de dehors en dedans, triangulaire, entrecoupé d'énervations, terminé par un tendon et recouvert d'une lame aponévrotique qui diminue graduellement d'épaisseur de haut en bas.

Attaches.   Il prend son origine dans toute la fosse sous-scapulaire, et s'insère au trochin en arrière des muscles sus-épineux et grand pectoral par un large tendon sur lequel s'infléchit et glisse celui du coraco-huméral.

Connexions.   En rapport par sa face profonde avec le grand dentelé duquel le sépare une couche très épaisse de tissu cellulaire, le sous-capulaire répond par sa face opposée à l'omoplate et au ligament capsulaire de l'articulation scapulo-humérale auquel son tendon adhère très étroitement. Son bord antérieur forme un des côtés de l'interstice que traversent le tendon du coraco-radial, l'artère et les nerfs sus-scapulaires; son bord postérieur concourt à former un autre intervalle en forme de triangle isocèle qui est traversé par l'artère et les nerfs sous-scapulaires.

Action.   Adducteur et rotateur du bras en dedans, ce muscle oppose en outre une résistance active au déplacement de la tête de l'humérus dans le sens de l'abduction.

ADDUCTEUR DU BRAS.

(Sous-scapulo-huméral.)

Situé contre le bord postérieur du sous-scapulaire auquel il est intimement uni par ses deux tiers supérieurs environ, dans une direction oblique de haut en bas et d'arrière en avant, l'adducteur du bras est un muscle long, aplati d'un côté à l'autre, élargi dans le milieu, terminé par un tendon et recouvert d'une lame aponévrotique assez forte.

Il prend son origine à l'angle dorsal du scapulum en se confondant au sous-scapulaire, et il s'insère à la tubérosité interne du corps de l'humérus par un tendon aplati auquel vient se joindre celui par lequel se termine le grand dorsal.

En rapport par sa face externe avec le grand dorsal qui le sépare du gros extenseur de l'avant-bras, ce muscle répond par sa face interne aux vaisseaux et aux nerfs brachiaux, au coracoradial et au grand dentelé; par la partie inférieure de son bord antérieur il forme un des côtés de l'interstice que traversent les vaisseaux et les nerfs sous-scapulaires.

Adducteur et rotateur du bras en dedans, ce muscle est par conséquent congénère du sous-scapulaire et du grand dorsal. Lorsque le sous-scapulo-huméral et le long abducteur agissent simultanément, ils opèrent la flexion directe du bras.

CORACO-BRACHIAL.

(Coraco-huméral, ou omo-brachial.)

Allongé, aplati d'un côté à l'autre, et pourvu d'un

long tendon à son extrémité supérieure, ce muscle occupe le côté interne du bras, et s'étend obliquement de haut en bas et d'avant en arrière de la partie inférieure de l'omoplate au milieu du corps de l'humérus.

Attaches. Ce muscle naît du prolongement de l'apophyse coracoïde par un tendon arrondi d'abord puis aplati qui s'infléchit et glisse sur celui du sous-scapulaire ; il se termine à l'humérus par deux branches dont l'une, la plus courte, s'insère au dessus de la tubérosité interne du corps de cet os, et l'autre au dessous et en avant de cette même tubérosité.

Rapports. Recouvert par le coraco-radial et par le grand pectoral qui se réunit à son tendon, le coraco-brachial recouvre le tendon du sous-scapulaire, l'humérus, l'huméro-radial, l'adducteur du bras, le moyen extenseur de l'avant-bras, et les artères musculaires antérieures du bras ; le nerf cubito-plantaire longe son bord postérieur.

Action. Le coraco-huméral est adducteur et rotateur du bras en dehors.

DIFFÉRENCES. 1° **Didactyles.** Le *sous-scapulaire* présente à son bord supérieur un interstice profond dans lequel s'enfonce le muscle grand dentelé.

2° **Porc.** L'*adducteur du bras* s'insère immédiatement au dessous du trochin, et non au milieu du corps de l'humérus comme dans les autres animaux.

Le *sous-scapulaire* est plus épais que dans les monodactyles.

L'*omo-brachial* s'insère par un tendon sur la face antérieure de l'humérus.

3° **Tétradactyles irréguliers.** Les muscles de la région sous-scapulaire affectent les mêmes dispositions essentielles que dans les monodactyles.

MUSCLES DU BRAS.

Les muscles de cette section du membre thoracique
sont au nombre de huit et composent deux régions :
l'une *antérieure* ou *pré-humérale*, et l'autre *postérieure*
ou *olécranienne*.

RÉGION BRACHIALE ANTÉRIEURE,

Ou pré-humérale.

Cette région, beaucoup moins étendue que la postérieure, ne comprend que deux muscles qui s'insèrent
en commun au côté interne de l'extrémité supérieure du
radius. Ces muscles sont : le *long* et le *court fléchisseur
de l'avant-bras.*

› LONG FLÉCHISSEUR DE L'AVANT-BRAS.

(Coraco-cubital de M. Girard ; et mieux coraco-radial [1].)

Long, cylindroïde, biceps à sa terminaison, infléchi et
très tendineux, le coraco-radial occupe la face anté- *Situation, di-*
rieure de l'humérus, et s'étend obliquement en bas, en *rection, forme.*
arrière et en dedans de la partie inférieure de l'omoplate à l'extrémité supérieure du radius.

Né de l'apophyse coracoïde par un tendon arrondi et
très gros qui se dirige obliquement en avant et en bas *Attaches.*
pour gagner la double coulisse humérale sur laquelle il
s'élargit, se moule, se condense, glisse et s'infléchit, le
coraco-radial se termine d'une part à l'aponévrose anti-
brachiale et à la surface de l'extenseur antérieur du métacarpe par une forte bride fibreuse, et d'autre part à la
tubérosité interne de l'extrémité supérieure du radius

[1] Biceps-huméral dans l'homme.

par un gros tendon qui confond ses fibres à celles du ligament antérieur de l'articulation du coude.

Recouvert par une aponévrose qui le sépare des muscles sus-épineux, petit pectoral et mastoïdo-huméral, le coraco-radial recouvre l'articulation scapulo-humérale de laquelle le sépare un coussinet adipeux, l'humérus, l'artère radiale antérieure et l'articulation du coude. La veine basilique passe obliquement sur la surface de la bride fibreuse par laquelle ce muscle se réunit à l'extenseur antérieur du métacarpe [1].

Le coraco-radial fléchit l'avant-bras en le portant en dehors, augmente la tension de l'aponévrose anti-brachiale, concourt à la solidité des deux articulations avec lesquelles il est en rapport, opère l'extension du bras en pressant sur la double coulisse de l'humérus, et oppose toute la résistance de ses fortes intersections au poids du corps qui tend incessamment à faire fuir les rayons osseux l'un sur l'autre et à produire l'affaissement de la colonne de soutien en fermant les angles articulaires.

COURT FLÉCHISSEUR DE L'AVANT-BRAS.

(Huméro-cubital oblique, de M. Girard; et mieux huméro-radial [2].)

Enroulé obliquement de haut en bas et d'arrière en avant autour du corps de l'humérus, le court fléchisseur de l'avant-bras est un muscle long, aplati de dehors en dedans, renflé à sa partie moyenne, très mince à son extrémité supérieure, terminé en pointe et tendineux seulement à ses deux points d'attache.

Il prend son origine au côté interne de l'extrémité su-

[1] C'est cette bride que l'on a conseillé de couper dans les chevaux *arqués*.

[2] Brachial antérieur dans l'homme.

périeure de l'humérus, au dessous et à une très petite
distance de la tête de cet os, par des fibres tendineuses
très courtes, et il s'insère sur le côté interne du corps du
radius par un tendon que recouvre le ligament latéral
interne de l'articulation du coude.

Ce muscle répond : en arrière et en haut, au gros extenseur de l'avant-bras, au scapulo-huméral grêle qui
s'insinue entre ses faisceaux, au nerf huméral postérieur
et aux artères grandes musculaires du bras ; en dehors,
aux muscles court extenseur de l'avant-bras et extenseur antérieur du métacarpe ; en dedans, à l'humérus, à
l'artère radiale antérieure et au tendon d'insertion du
coraco-radial qui le sépare de l'articulation du coude.

De même que le coraco-radial, le muscle huméro-radial fléchit l'avant-bras et tend à le porter en dehors en
raison de son obliquité et de son insertion à la partie
interne du radius ; le moment où ces deux muscles agissent avec le plus d'intensité est évidemment celui de la
demi-flexion, puisque c'est alors que leur incidence sur
le levier qu'ils doivent mouvoir se trouve être perpendiculaire.

DIFFÉRENCES. — 1° **Didactyles.** Le *coraco-radial* est
moins volumineux et entrecoupé d'un moins grand
nombre d'énervations que dans le cheval ; son tendon
d'origine dont l'épaisseur et la densité sont aussi beaucoup moindres que dans les solipèdes, ne porte point
d'excavation pour emboîter la trochlée de l'humérus, et
ce muscle ne fournit inférieurement qu'une aponévrose
très mince par laquelle il se réunit à celle de l'avant-
bras.

Le muscle *huméro-radial* est aussi un peu moins épais
mais un peu plus long que dans les monodactyles.

2° **Porc.** Le *coraco-radial* offre encore une structure

Rapports.

Action.

moins complexe que dans les didactyles ; et le tendon d'origine de ce muscle est très allongé.

Le muscle *huméro-radial* s'attache sur la face postérieure du radius par un tendon aplati.

3° **Tétradactyles irréguliers.** Le *long fléchisseur* de l'avant-bras n'a aucune connexion avec l'aponévrose antibrachiale, et le tendon d'insertion de ce muscle est divisé en deux branches entre lesquelles passe celui du court fléchisseur ; la plus courte de ces deux branches tendineuses s'insère sur le radius, et la plus longue sur le cubitus.

Le *court fléchisseur* de l'avant-bras, ou le muscle *huméro-cubital*, s'insère par un tendon sur le côté interne du cubitus au dessus de l'une des branches du long fléchisseur.

RÉGION BRACHIALE POSTÉRIEURE,

Ou olécranienne.

Cette région se compose de six muscles qui remplissent la totalité du grand angle rentrant, formé d'un côté par le scapulum, et de l'autre par l'humérus. Ces muscles sont : le *long*, le *gros*, le *moyen*, le *court*, le *petit extenseur de l'avant-bras* et le *scapulo-huméral grêle*.

Les cinq premiers, que l'on pourrait à la rigueur ne considérer que comme un seul et même muscle à cinq têtes ou à cinq origines distinctes, dont deux scapulaires et trois humérales, se terminent en commun au sommet de l'olécrâne ; le sixième, ou le scapulo huméral-grêle, qui me semble devoir encore être rangé dans la région olécranienne au même titre que l'ilio-fémoral grêle, auquel il est tout à fait analogue, l'est dans la région crurale antérieure, s'étend seulement du scapulum à l'humérus, et n'a conséquemment aucune action sur l'avant-bras.

C'est au volume des cinq muscles olécraniens, qui prennent une part si active dans les mouvements progressifs, qu'est spécialement due la saillie que forme l'épaule sur le côté du thorax.

LONG EXTENSEUR DE L'AVANT-BRAS.

(Long scapulo-olécranien.)

Ce muscle allongé, aplati de dehors en dedans, et formé de deux parties, l'une aponévrotique très mince, et l'autre charnue qui va en augmentant graduellement de largeur de haut en bas, occupe le côté interne et le bord postérieur du gros extenseur auquel il est accolé. *Situation, forme.*

Né de l'angle dorsal du scapulum par une aponévrose très mince qui adhère fortement à la surface du gros extenseur, ce muscle s'insère au côté interne de l'olécrâne et au bord supérieur de l'aponévrose antibrachiale. *Attaches.*

Réuni à la partie tendineuse par laquelle se termine le grand dorsal, le long extenseur répond : en dedans, au grand pectoral ; en dehors, au moyen et au gros extenseur de l'avant-bras, au nerf cubito-cutané et à l'articulation du coude.

Ce muscle est le tenseur par excellence de l'aponévrose d'enveloppe des muscles anti-brachiaux postérieurs. *Action.*

GROS EXTENSEUR DE L'AVANT-BRAS.

(Grand scapulo-olécranien.)

Le grand scapulo-olécranien, d'un volume très con- *Situation, forme.*

sidérable, de forme prismatique et d'une structure très complexe, remplit à lui seul la presque totalité de l'angle rentrant formé par le scapulum et l'humérus.

Attaches. Il prend son origine à tout le bord postérieur et à l'angle dorsal du scapulum au moyen d'une grande lame tendineuse traversée à diverses hauteurs par des divisions de l'artère sous-scapulaire; et il s'insère à l'olécrâne par une grosse masse fibreuse à laquelle se réunit le court extenseur.

Rapports. Séparé de la peau : par les deux abducteurs du bras, par le pannicule charnu et par une expansion formée d'un mélange de fibres jaunes et de fibres blanches, ce muscle recouvre l'adducteur du bras, le grand dorsal, le long scapulo-olécranien et le grand pectoral; son bord antérieur répond au court et au moyen extenseur de l'avant-bras, aux artères grandes musculaires du bras, au nerf huméral postérieur, et au muscle huméro-radial.

Action. Tout en produisant l'extension de l'avant-bras, le grand scapulo-olécranien soulève le tronc pendant la progression, et fait équilibre pendant la station à toute la partie du poids qui pèse sur chaque extrémité antérieure.

COURT EXTENSEUR DE L'AVANT-BRAS.

(Huméro-olécranien externe.)

Situation, direction, forme. Ce muscle court, épais, prismatique dans sa partie moyenne, aplati et tendineux à ses deux extrémités, occupe le côté externe du bras, et s'étend obliquement en arrière et en bas de l'extrémité supérieure de l'humérus à l'olécrâne.

Attaches. Né de la ligne demi-circulaire située au dessus de la tubérosité externe du corps de l'humérus par des fibres tendineuses très courtes, il s'insère au sommet de l'olécrâne avec le gros extenseur au tendon duquel il se réunit.

Recouvert par le pannicule charnu et le long abducteur du bras, ce muscle recouvre le court fléchisseur de l'avant-bras duquel le sépare une lame aponévrotique, l'origine de l'extenseur antérieur du métacarpe, le petit extenseur de l'avant-bras, les artères musculaires postérieures du bras et les divisions du nerf huméral postérieur qui accompagnent ces vaisseaux artériels. **Rapports.**

Si ce muscle est une des puissances qui étendent l'avant-bras, il est aussi, à n'en pas douter, une de celles qui réagissent incessamment sur le poids du corps dans la station comme dans la progression. **Action.**

C'est du reste par un levier du premier genre que le court extenseur, comme les autres muscles olécraniens, opère l'extension pure et simple de l'avant-bras, et c'est par un levier du second genre que ce muscle et ses congénères réagissent sur la partie du poids du corps transmise à l'avant-bras par l'humérus.

MOYEN EXTENSEUR DE L'AVANT-BRAS.

(Huméro-olécranien interne.)

Court, pyramidal, et terminé par deux tendons, ce muscle occupe le côté interne du bras, et s'étend du milieu de l'humérus à l'olécrâne en suivant à peu près la même direction que le court extenseur en regard duquel il se trouve situé. **Situation, direction, forme.**

Il prend son origine autour de la tubérosité interne du corps de l'humérus, et il se termine sur le côté de l'olécrâne par deux tendons aplatis, dont l'un, le plus long, glisse sur une petite saillie osseuse placée à **Attaches.**

quelques millimètres en avant du point où se fait son insertion.

Rapports. Accolé au bord inférieur du gros extenseur, ce muscle répond : en dehors, au petit extenseur; en dedans, au long extenseur, aux vaisseaux brachiaux et au nerf cubito-cutané qui en croise la direction.

Action. Son action est absolument la même que celle du court extenseur.

PETIT EXTENSEUR DE L'AVANT-BRAS.

(Petit huméro-olécrânien.)

Situation, di-
rection, forme. Couché obliquement en arrière et en bas sur la face postérieure de l'articulation du coude, en dessous du court extenseur auquel il adhère par un tissu cellulaire fin et très serré, le petit extenseur est un muscle court, épais, et très peu tendineux.

Attaches. Il naît de la face postérieure du corps de l'humérus sur le contour de la fosse olécranienne, et il s'insère sur le côté externe de l'olécrâne.

Il répond, en arrière et en dehors, au court extenseur ; en dedans au moyen extenseur, et en avant à une couche cellulo-graisseuse.

Ce muscle coopère à l'extension de l'avant-bras, et s'oppose au pincement de la capsule articulaire qu'il soulève en se contractant.

SCAPULO-HUMÉRAL GRÈLE.

Situation, di-
rection, forme,
attaches. Très petit, légèrement aplati d'avant en arrière, rétréci à ses deux extrémités et terminé par un tendon, ce muscle occupe la face postérieure de l'articulation sca-

pulo-humérale et s'étend, en décrivant une courbe à
concavité antérieure, du scapulum où il prend son origine à deux centimètres environ au dessus du sourcil de
la cavité glénoïde, à la face postérieure du corps de
l'humérus où il s'insère par un très petit tendon qui s'insinue entre les faisceaux du muscle huméro-radial.

Rapports. Le scapulo-huméral grêle répond, d'un côté au gros
extenseur de l'avant-bras dont le sépare une couche cellulo-graisseuse, et de l'autre au ligament capsulaire de
l'articulation scapulo-humérale auquel il est intimement uni.

Action. Ce petit muscle, dont je signalai l'existence pour la
première fois en 1827, me paraît avoir pour usage spécial de soulever la capsule à laquelle il adhère, et conséquemment de s'opposer à ce qu'elle ne soit pincée entre
les surfaces articulaires lors de la flexion du bras sur
l'épaule.

DIFFÉRENCES.—1° **Didactyles.** Point de *long extenseur*
de l'avant-bras ; ce muscle semble remplacé par le *gros
extenseur* qui s'insère tout à la fois à l'olécrâne et à l'aponévrose anti-brachiale dont il opère conséquemment la
tension.

Le *court extenseur* prenant des points d'attache sur
la capsule orbiculaire de l'articulation scapulo-humérale,
soulève conséquemment cette capsule au moment où
il entre en action.

Point de muscle *scapulo-huméral grêle.*

2° **Porc.** Le *moyen extenseur* de l'avant-bras est plus
épais que dans les autres animaux.

Les autres muscles de la région olécranienne offrent
les mêmes dispositions essentielles que dans les monodactyles.

3° **Tétradactyles irréguliers.** Point de *long extenseur* de l'avant-bras.

Le *petit extenseur* prend son origine sur toute la longueur de l'épitrochlée.

Les autres muscles de la région brachiale postérieure sont généralement plus volumineux, mais du reste disposés de la même manière que dans les solipèdes.

RÉGION ANTI—BRACHIALE.

Les muscles de l'avant-bras sont au nombre de neuf, et composent deux régions, l'une *antérieure*, l'autre *postérieure*. Tous sont allongés, entrecoupés de nombreuses énervations, terminés par un tendon simple ou bifide, et contenus dans une grande gaine aponévrotique commune qui a pour tenseurs, en avant, le coraco-radial; en arrière et en dedans, les muscles sterno-aponévrotique et long scapulo-olécranien.

Huit des muscles anti-brachiaux sont parallèles, ou à peu de chose près, aux deux pièces osseuses de l'avant-bras qu'ils entourent en laissant seulement à nu le côté interne du radius; un seul affecte une direction oblique très prononcée; sept d'entre ces muscles prennent leur origine à l'extrémité inférieure de l'humérus; quatre se terminent à la région digitée qu'ils fléchissent et étendent deux à deux; trois s'insèrent au métacarpe, deux autres au carpe, et de ces cinq derniers, trois sont fléchisseurs des deux premières sections du pied à la fois, et les deux autres en sont les extenseurs communs.

RÉGION ANTI-BRACHIALE ANTÉRIEURE.

Cette région comprend quatre muscles qui, placés
l'un à côté de l'autre, recouvrent le côté externe et les
deux tiers environ de la face antérieure du radius; ces
muscles sont : deux *extenseurs du métacarpe* distingués
en *droit* et en *oblique*, et deux *extenseurs des phalanges*,
l'un *antérieur*, l'autre *latéral*.

EXTENSEUR ANTÉRIEUR DU MÉTACARPE [1].

(Épitrochlo-pré-métacarpien.)

Situé sur le milieu de la face antérieure du radius, au
côté interne de l'extenseur antérieur des phalanges, et enroulé obliquement de dehors en dedans autour de la face
antérieure de l'articulation du coude, l'épitrochlo-pré-
métacarpien est un muscle long, conoïde, aplati d'un
côté à l'autre à son extrémité supérieure, entrecoupé de
nombreuses énervations et terminé par un tendon qui
commence vers le tiers inférieur de l'avant-bras; il est
recouvert d'une couche aponévrotique très épaisse à laquelle se réunit la bride de renforcement que le coraco-
radial fournit à l'aponévrose anti-brachiale.

Situation, di-rection, forme.

Ce muscle naît de l'épitrochlée d'une part, au dessus
de l'extenseur antérieur des phalanges auquel il est
intimement uni, et d'autre part de la tubérosité externe
du corps de l'humérus par une aponévrose; il se termine
à l'extrémité supérieure de l'os métacarpien principal,
par un tendon aplati et très fort qui glisse successivement et enveloppé d'une bourse muqueuse vaginale, sur

Attaches.

Ce muscle correspond aux deux radiaux de l'homme.

11

l'extrémité inférieure du radius et sur le ligament capsulaire du carpe.

Rapports.

Recouvert par le court extenseur de l'avant-bras, par
l'aponévrose anti-brachiale et par le tendon de l'extenseur latéral qui croise obliquement sa direction, l'épitrochlo-pré-métacarpien recouvre successivement et de
haut en bas : le court fléchisseur de l'avant-bras, le ligament capsulaire de l'articulation du coude auquel il
adhère intimement, l'artère radiale antérieure, le nerf
de même nom, la face antérieure du radius, et le ligament capsulaire du carpe ; deux synoviales, l'une vaginale et l'autre vésiculaire, revêtent successivement le
tendon de ce muscle.

Action.

Extenseur par excellence du métacarpe et du carpe,
ce muscle, en raison de son attache à l'humérus, doit
évidemment aussi concourir à la flexion de l'avant-bras
sur le bras.

EXTENSEUR OBLIQUE OU ADDUCTEUR DU MÉTACARPE.

(Cubito-pré-métacarpien, M. Girard, et mieux radio-pré-métacarpien.)

Direction,
orme.

Enroulé obliquement, de haut en bas et de dehors en dedans, autour de la face antérieure du radius par dessous
le tendon de l'extenseur antérieur des phalanges et par
dessus celui de l'extenseur antérieur du métacarpe, le
muscle radio-pré-métacarpien est aplati, triangulaire,
rayonné, très tendineux, et formé de fibres d'autant plus
longues qu'elles sont plus supérieures.

Attaches.

Il prend son origine sur le côté externe du radius, par
une succession de faisceaux charnus et de languettes fibreuses auxquelles succède un tendon aplati qui se contourne obliquement en bas et en dedans, puis passe par

dessus celui de l'extenseur antérieur du métacarpe dont il croise la direction, et se loge ensuite dans la plus interne des coulisses radiales où il glisse à l'aide d'une synoviale qui l'accompagne jusque près de la tête du péroné interne auquel il se termine en confondant ses fibres à celles du ligament latéral correspondant de l'articulation du carpe.

Ce muscle est recouvert par l'aponévrose anti-brachiale, par les deux extenseurs des phalanges, par l'artère radiale antérieure et par un anneau ligamenteux qui le bride au point où il glisse sur le radius ; il recouvre une partie de la face antérieure du radius, le tendon de l'épitrochlo-pré-métacarpien et le ligament latéral interne du carpe. **Rapports.**

Le radio-pré-métacarpien est non seulement extenseur du métacarpe et du carpe, mais il est de plus, adducteur de ces deux premières sections du pied qui s'écartent en dehors de l'axe de l'avant-bras dans le moment de leur flexion. **Action.**

EXTENSEUR ANTÉRIEUR OU EXTENSEUR COMMUN DES PHALANGES.
(Épitrochlo-préphalangien.)

Situé sous l'aponévrose anti-brachiale, au côté externe de la face antérieure du radius, entre son congénère et l'extenseur antérieur du métacarpe, et étendu obliquement en avant, de l'extrémité inférieure de l'humérus à la dernière phalange, l'épitrochlo-pré-phalangien est un muscle, allongé, renflé et prismatique dans le milieu, aplati à son extrémité supérieure, conoïde à son extrémité opposée, entrecoupé de nombreuses énervations et terminé par un tendon qui commence vers le milieu de l'avant-bras et parcourt toute la longueur des trois sections du pied en **Situation, forme, étendue.**

passant successivement sur la face antérieure de chacune d'elles.

Parvenu à l'extrémité inférieure de l'avant-bras, ce tendon glisse successivement sur l'extrémité inférieure du radius et sur la capsule fibreuse du carpe, à l'aide d'une synoviale vaginale que double un appareil ligamenteux annulaire ; en sortant de l'espèce de gaine que lui forment ces parties, le tendon de l'épitrochlo-pré-phalangien donne une branche qui va se réunir à celui de l'extenseur latéral ; il descend ensuite obliquement d'arrière en avant sur le métacarpien principal, s'unit par l'intermédiaire d'une petite aponévrose au tendon de son congénère qui lui est parallèle, atteint l'articulation métacarpo-phalangienne au ligament antérieur de laquelle il adhère par ses côtés; puis à partir de ce point il descend sur la face antérieure de toute la région digitée, en augmentant graduellement de largeur, reçoit de chaque côté une bride fibreuse qui semble procéder du ligament sésamoïdien supérieur et il se termine à la dernière phalange.

Attaches. Né : 1° de l'épitrochlée en dessous de l'extenseur antérieur du métacarpe ; 2° de la face antérieure de l'humérus près et au dessus de la fosse coronoïde ; 3° du ligament latéral externe de l'articulation du coude ; 4° enfin, de la tubérosité externe de l'extrémité supérieure du radius, l.'épitrochlo-pré-phalangien s'insère à l'éminence médiane du bord supérieur de la troisième phalange, après s'être implanté toutefois sur la face antérieure de la première et de la seconde.

Rapports. Ce muscle est subjacent : en haut, à l'aponévrose antibrachiale ; plus bas aux anneaux ligamenteux qui le maintiennent sur le carpe, puis à une couche cellulo-fibreuse très mince qui le sépare de la peau dans le reste de son éten-

due ; il recouvre successivement de son origine à son insertion : le ligament antérieur de l'articulation du coude
avec lequel il semble s'identifier, le radius, l'extenseur oblique du métacarpe, une branche artérielle qui
descend de l'arcade radio-cubitale, le ligament capsulaire du carpe, la face antérieure de l'os métacarpien principal, le ligament antérieur de l'articulation métacarpo-
phalangienne duquel le sépare une synoviale vésiculaire,
enfin la face antérieure des deux premières phalanges,
et les synoviales des deux articulations inter-phalan-
giennes.

Action.

Le muscle épitrochlo pré-phalangien est à la fois extenseur du pied dans son entier, et de chacune des sections
de cette région terminale du membre en particulier;
c'est à dire qu'il étend successivement et de bas en haut :
la troisième phalange sur la seconde, celle-ci sur la première, puis le doigt tout entier sur le métacarpe, celui-
ci sur le carpe, et enfin le carpe sur l'avant-bras. En
raison de son origine à l'humérus, ce muscle doit en
outre concourir à la flexion de l'avant-bras sur le bras.

EXTENSEUR LATÉRAL OU EXTENSEUR OBLIQUE DES PHALANGES.

(Cubito-pré-phalangien , et mieux radio-pré-phalangien.)

Situé contre le côté externe du radius, entre l'extenseur antérieur des phalanges et le fléchisseur externe
du métacarpe, et étendu de la partie supérieure
de l'avant-bras à la première phalange, le cubito-
pré-phalangien est un muscle long, très peu épais,
aplati d'un côté à l'autre, infléchi, contenu dans
une gaine aponévrotique spéciale, et terminé par un tendon qui mesure toute la longueur des deux premières
sections du pied.

*Situation ,
étendue, orme.*

Situé d'abord le long du radius et dans une gaine fibreuse particulière, le tendon de ce muscle s'engage ensuite et glisse, à l'aide d'une synoviale, dans une coulisse du même os, qui lui est spécialement destinée; de là il pénètre sous le ligament latéral externe du carpe, s'y infléchit d'arrière en avant, reçoit ensuite une petite branche de l'extenseur antérieur son congénère, et une bride fibreuse qui provient du carpe; puis à partir de ce point où il augmente de largeur, ce tendon se place sur la face antérieure du métacarpièn principal à côté de celui de l'extenseur auquel il est uni par une petite aponévrose, et descend ensuite avec ce tendon sur le ligament capsulaire de l'articulation métacarpo-phalangienne auquel il adhère par ses deux bords.

Attaches. — Ce muscle prend son origine sur le côté externe de deux os de l'avant-bras, sur la tubérosité externe de l'extrémité supérieure du radius, et sur le ligament latéral correspondant de l'articulation du coude; il s'insère à l'extrémité supérieure de la première phalange.

Rapports. — Ce muscle est recouvert : en haut, par l'aponévrose anti-brachiale à laquelle il adhère assez fortement; au milieu, par l'appareil ligamenteux qui le maintient appliqué sur le carpe, et dans le reste de son étendue par une couche cellulo-fibreuse très mince qui le sépare de la peau; il recouvre successivement et de haut en bas : l'attache inférieure du ligament latéral externe de l'articulation du coude, le côté externe du radius du cubitus et du carpe, la face antérieure de l'os principal du canon et le ligament capsulaire de l'articulation métacarpo-phalangienne.

Action. — Le muscle radio-pré-phalangien étend le doigt tout entier sur le métacarpe, et lorsque ce premier effet est produit, il devient auxiliaire du muscle épitrochlo-pré-phalangien, comme extenseur du pied tout entier sur l'avant-bras.

DIFFÉRENCES. — 1° **Didactyles.** Les muscles anti-brachiaux antérieurs sont au nombre de cinq, savoir : l'*extenseur commun des deux doigts*, l'*extenseur propre de chaque doigt*, et deux *extenseurs du métacarpe*, comme dans le cheval.

L'*extenseur commun*, dont le tendon se bifurque vers le tiers inférieur du métacarpe pour aller s'insérer à la dernière phalange de chaque doigt, et l'*extenseur propre du doigt interne*, dont le tendon aboutit à la seconde phalange, prennent leur origine en commun à l'épitrochlée, et répètent assez bien tous les deux ensemble l'extenseur commun des phalanges du cheval, qui offre même très souvent le vestige de cette division en deux corps charnus que ce muscle présente dans les didactyles.

L'*extenseur propre du doigt externe*, dont le mode de terminaison est absolument le même que celui de l'extenseur propre de l'autre doigt, prend son origine sur le côté des deux os de l'avant-bras et répète très exactement l'extenseur latéral de la région digitée du cheval.

2° **Porc.** Les muscles de cette région sont en même nombre que dans le cheval.

L'*extenseur antérieur du métacarpe* s'insère au métacarpien du plus interne des deux grands doigts.

L'*extenseur oblique du métacarpe* procède des deux os de l'avant-bras à la fois, et il s'insère au métacarpien du petit doigt interne.

Des deux muscles *extenseurs des phalanges*, l'un, composé de quatre portions accolées parallèlement et commun aux quatre doigts, répète tout à fait l'extenseur antérieur des phalanges du cheval; tandis que l'autre, qui est l'extenseur propre du grand doigt externe, correspond exactement à l'extenseur latéral de la région digitée des solipèdes.

3° **Tétradactyles irréguliers.** La région anti-brachiale antérieure se compose de six muscles, savoir : deux *extenseurs du métacarpe*, deux *extenseurs des doigts*, un *pronateur* et un *supinateur*.

L'*extenseur antérieur du métacarpe* se termine par deux tendons qui vont aboutir aux métacarpiens du troisième et du quatrième doigt.

L'*extenseur antérieur des phalanges* est commun à tous les doigts.

L'*extenseur latéral* naît du radius, et il s'insère à la phalange métacarpienne des trois premiers doigts seulement.

Le muscle *supinateur* prend son origine au ligament latéral externe de l'articulation du coude, et il s'insère sur la face antérieure du radius. Il est recouvert par l'extenseur commun des doigts et par l'extenseur antérieur du métacarpe.

Le muscle *pronateur* naît de l'épicondyle, et il s'insère sur le côté interne du radius.

RÉGION ANTI-BRACHIALE POSTÉRIEURE.

Les muscles de cette région sont au nombre de cinq, et composent deux couches : une superficielle et l'autre profonde.

La première couche est formée par les trois *fléchisseurs* du *carpe* et du *métacarpe*, distingués en *externe*, *oblique* et *interne*; la seconde couche est constituée par deux autres muscles enchâssés l'un dans l'autre, et très intimement unis entre eux ; ce sont : les deux *fléchisseurs des phalanges*, distingués en *superficiel* et en *profond*.

FLÉCHISSEUR EXTERNE DU MÉTACARPE.
(Épitrochlo-sus-carpien.)

Ce muscle, qui occupe le côté externe de la région *Situation, for-me.* anti-brachiale postérieure, est aplati d'avant en arrière, élargi dans le milieu, convexe en dehors, concave en dedans, et très tendineux.

Il naît par un gros et court tendon de la partie posté- *Attaches.* rieure de l'épitrochlée, en arrière de l'extenseur anté- rieur des phalanges auquel il est confondu en ce point, et il se termine inférieurement par deux tendons : l'un aplati, très court, et réuni à celui du fléchisseur oblique, s'insère à l'os sus-carpien ; l'autre, moins vo- lumineux, plus long, arrondi, enveloppé d'une syno- viale et contenu dans un anneau fibreux, glisse sur l'os crochu, et va s'attacher à la tête du péroné externe.

Ce muscle est recouvert par l'aponévrose anti-brachiale *Rapports.* à laquelle il n'adhère que faiblement ; il recouvre succes- sivement la synoviale de l'articulation du coude et les deux fléchisseurs des phalanges.

En même temps que le muscle épitrochlo-sus-carpien *Action.* fléchit le métacarpe et le carpe sur l'avant-bras, il étend cette dernière région sur le bras.

FLÉCHISSEUR OBLIQUE DU MÉTACARPE.
(Épicondylo-sus-carpien.)

De même forme et de même structure que le fléchis- *Situation, for-me.* seur externe, ce muscle occupe le milieu de la région anti-brachiale postérieure.

Né de l'épicondyle par un fort tendon, et de *Attaches.* l'olécrane par une bandelette mince et d'un rouge très

pâle qui adhère assez intimement, d'un côté à l'aponévrose de l'avant-bras, et de l'autre à la plus grêle des trois
portions du muscle perforant, l'épicondylo-sus-carpien va
s'insérer à l'os crochu par un tendon aplati qui se confond à celui du fléchisseur externe son congénère.

Rapports. Séparé de la peau par l'aponévrose anti-brachiale qui
se réunit à son tendon d'insertion, ce muscle répond : par
sa face interne, au fléchisseur superficiel des phalanges ;
par son bord externe à l'épitrochlo-sus-carpien, et par
son bord opposé, au fléchisseur interne du métacarpe.

Action. Il est congénère du fléchisseur externe auquel il se
confond à son insertion.

FLÉCHISSEUR INTERNE DU MÉTACARPE.

(Épicondylo-métacarpien [1].

**Situation, for-
me, étendue,
attaches.** Allongé, aplati d'un côté à l'autre, moins large que
les fléchisseurs oblique et externe du métacarpe, retréci
à ses extrémités, et terminé inférieurement par un tendon
long et mince, l'épicondylo-métacarpien est le plus interne des muscles anti-brachiaux postérieurs. Il s'étend
verticalement le long du bord interne du radius, depuis
l'épicondyle où il prend son origine près du ligament
latéral interne de l'articulation du coude, jusqu'à
la tête du péroné interne où il s'insère par son tendon.

Rapports. Ce muscle est recouvert par l'aponévrose anti-brachiale
à laquelle il ne tient que très faiblement ; il recouvre : le
côté interne de l'articulation du coude, l'artère et la veine
radiales postérieures, le nerf cubito-plantaire, et le côté

[1] Par ses rapports avec les vaisseaux et les nerfs anti-brachiaux
ce muscle correspond assez bien au *cubital antérieur* de l'homme.

interne du fléchisseur profond des phalanges. Son tendon,
que recouvre d'abord l'aponévrose anti-brachiale, se
trouve ensuite contenu dans l'épaisseur du vaste liga·
ment annulaire qui complète l'arcade carpienne et auquel vient aboutir l'aponévrose précitée.

L'épicondylo-métacarpien tout en fléchissant le méta- Action.
carpe et le carpe sur l'avant-bras, étend cette dernière
région sur le bras. Le moment où ce muscle agit avec le
plus d'efficacité est évidemment celui de la demi-
flexion, attendu qu'alors son incidence se trouve être
perpendiculaire au levier dont il représente une des
puissances.

FLÉCHISSEUR SUPERFICIEL DES PHALANGES.

(Sublime, perforé ou épicondylo-phalangien.)

Beaucoup moins épais, mais non moins tendineux Situation,
étendue, forme.
que le perforant, le perforé est un muscle long,
prismatique, entrecoupé de nombreuses énervations et
terminé par un fort tendon qui parcourt successivement
toute la longueur des deux premières sections du pied
et les deux tiers supérieurs environ de la troisième.

Ce tendon, avec celui du perforant, traverse d'abord
l'arcade carpienne; il descend ensuite verticalement sous
la peau du métacarpe, et pénètre dans la coulisse sésamoïdienne; là ce tendon prend la forme d'un anneau que
traverse celui du perforant, et il s'infléchit d'arrière en
avant pour gagner, en s'élargissant, la face postérieure
de la seconde phalange où il se termine par deux branches entre lesquelles passe le tendon du fléchisseur
profond.

Le tendon du perforé traverse deux grandes gaînes

synoviales qui lui sont communes avec le tendon du perforant et quatre anneaux ligamenteux dont les deux inférieurs ne sont en réalité que des dépendances de la grande gaîne fibreuse *métacarpo-phalangienne.*

Attaches.

Ce muscle naît de l'épicondyle avec le fléchisseur profond, et il s'insère aux extrémités de l'espèce de sésamoïde que porte la seconde phalange sur sa face postérieure.

Rapports.

Recouvert successivement et de haut en bas , par les muscles fléchisseurs externe et oblique du métacarpe, par le ligament annulaire du carpe et par une lame aponévrotique, ce muscle recouvre dans toute son étendue le fléchisseur profond.

Vers le milieu du métacarpe , le tendon du perforé est contourné obliquement par une branche anastomotique des deux nerfs plantaires.

Action.

Le perforé fléchit successivement la seconde phalange sur la première, celle-ci sur le métacarpe et le carpe sur l'avant-bras. Il peut aussi évidemment étendre cette dernière région sur le bras en raison de son attache à l'extrémité inférieure de l'humérus.

Dans la station ce muscle fait équilibre au poids du corps, tout en s'opposant à l'extension exagérée de la première phalange , et dans la progression il réagit, par un levier inter-résistant, sur l'impulsion communiquée par ce même poids à l'extrémité supérieure de l'espèce de plan incliné que représente la région digitée tout entière.

FLÉCHISSEUR PROFOND OU FLÉCHISSEUR COMMUN DES PHALANGES.

(Perforant, cubito ou radio-phalangien.)

Situation , étendue, forme.

Situé contre la face postérieure du radius , en avant

du perforé, et étendu de la partie supérieure de l'avant-bras à la dernière phalange, le perforant est un muscle long, épais, prismatique, entrecoupé de nombreuses énervations et composé de trois portions ou mieux de trois têtes distinctes aboutissant à un gros tendon commun qui mesure toute la longueur des trois sections du pied.

Des trois portions de ce muscle, l'*externe* ~~ou portion cubitale~~ procède de l'olécrâne par un petit corps charnu pyramidal auquel succède un tendon qui descend, entre le fléchisseur externe et le fléchisseur oblique du métacarpe, jusqu'au niveau de l'articulation radio-carpienne où il se réunit aux tendons des deux autres portions.

La seconde portion, que nous appellerons *moyenne*, ~~ou epicondylienne~~ en raison de sa position entre les deux autres qu'elle surpasse de beaucoup en volume, naît de l'épicondyle avec le perforé qu'elle embrasse, et semble plus spécialement fournir le *tendon commun* d'insertion.

La troisième portion, *interne* ~~ou radiale~~ et en même temps plus courte que les deux autres, prend naissance sur le milieu de la face postérieure du radius, et elle se termine par un tendon aplati qui, après avoir reçu l'aponévrose anti-brachiale, se réunit au tendon de la portion moyenne au niveau de l'articulation radio-carpienne.

Le tendon arrondi et très gros qui succède à ces trois têtes ou corps de muscle, traverse d'abord l'arcade carpienne, enveloppé d'une synoviale vaginale qui lui est commune avec le tendon du perforé; il parcourt ensuite toute la longueur du métacarpe entre le tendon du muscle précité et le ligament suspenseur du boulet, et y reçoit une forte bride fibreuse qui provient du ligament carpien postérieur. Parvenu au bas du métacarpe, ce tendon s'élargit, traverse l'anneau du perforant et la coulisse sésamoïdienne,

s'y infléchit d'arrière en avant, descend sur la face postérieure de la première phalange , passe entre les deux
branches terminales du perforé , glisse ensuite , à l'aide
d'une synoviale, sur le petit sésamoïde, et il se termine à
la dernière phalange par une expansion à laquelle les anciens hippiatres ont donné le nom d'*aponévrose du pied*.

Attaches. — Ainsi constitué , le perforant prend donc son origine :
1° à l'olécrâne, avec le fléchisseur oblique du métacarpe ;
2° à l'épicondyle , avec le muscle perforé ; 3° enfin , sur
le milieu à peu près de la face postérieure du radius. Il
s'insère à toute l'étendue de la crête demi-circulaire que
la dernière phalange présente à sa face inférieure.

Rapports. Le perforant est recouvert dans sa portion anti-brachiale, par le perforé auquel il est étroitement uni et par
les trois fléchisseurs du métacarpe ; dans sa portion carpienne par un vaste ligament annulaire et par le tendon
du perforé; au métacarpe et aux deux tiers supérieurs environ de la région digitée par le tendon du muscle précité ;
puis dans le reste de son étendue par une couche aponévrotique et par le coussinet plantaire ; il recouvre successivement, et de haut en bas, la synoviale de l'articulation du
coude, la face postérieure du radius, le ligament carpien
postérieur, le ligament suspenseur du boulet, les grands
sésamoïdes, le plus externe des trois ligaments sésamoïdiens inférieurs , le ligament glénoïdien de la première
articulation inter-phalangienne, la face postérieure de la
seconde phalange, le petit sésamoïde, et enfin une partie
de la face inférieure de la troisième phalange.

Les vaisseaux et les nerfs plantaires longent les côtés
du tendon de ce muscle.

Action. Le perforant produit les mêmes effets que le perforé,
à cette différence près cependant que le premier de ces
deux muscles fléchit d'abord la troisième phalange sur

la seconde, et que pendant la station comme pendant
la marche son action, en tant qu'organe de support, de
soutien et de réaction, doit être plus efficace que celle
de son congénère, attendu la longueur plus grande
du bras de levier sur lequel il agit.

DIFFÉRENCES.—1° **Didactyles.** Les trois muscles *flé-chisseurs* du métacarpe offrent bien à peu près les mêmes dispositions essentielles que dans les solipèdes ; mais
comme il manque de péroné interne, le *fléchisseur in-terne* du canon s'insère à l'extrémité supérieure du métacarpien principal.

Le *perforé* est formé de deux corps charnus dont les
tendons ne se confondent entre eux que vers le tiers
inférieur du métacarpe : les deux muscles fléchisseurs
des phalanges sont du reste communs aux deux doigts,
et ils offrent absolument le même mode d'insertion que
dans le cheval.

2° **Porc.** Le *fléchisseur externe* du *métacarpe* s'insère
au métacarpien du premier doigt par le plus long des
deux tendons qui le terminent.

Le *fléchisseur oblique* du *métacarpe* est grêle et très
peu tendineux.

Le *fléchisseur interne* du *métacarpe* s'insère au métacarpien du quatrième doigt.

Le *perforé* se termine à la seconde phalange du premier des deux grands doigts.

Le *perforant* s'insère à la dernière phalange de chacun
des quatre doigts dont il est conséquemment le fléchisseur
commun, et la partie de ce muscle qui provient de l'olécrâne est plus volumineuse que dans les autres animaux.

3° **Tétradactyles irréguliers.** Le *fléchisseur externe* du
métacarpe, dont le mode d'insertion est le même que
dans le porc, naît de l'épitrochlée et du cubitus.

Le *fléchisseur oblique* du *métacarpe* prend son origine à l'épicondyle et à l'olécrâne.

Le *perforé* et le *perforant* sont communs à tous les doigts, et le dernier de ces deux muscles procède seulement de l'épicondyle.

MUSCLES DU PIED ANTÉRIEUR.

Dans les animaux qui nous servent de type, la région du pied ne comprend que quatre petits muscles situés à la partie postérieure du métacarpe et auxquels on a donné le nom générique de *lombricaux*, en raison sans doute de leur forme et de leur exiguité.

LOMBRICAUX.

Dispositions communes.

Situés verticalement le long des grosses cordes tendineuses qui occupent la partie postérieure du métacarpe, les lombricaux sont quatre petits muscles allongés, composés chacun d'un corps charnu aplati et très grêle par lequel ils prennent leur origine et d'un tendon excessivement délié qui s'épanouit en une aponévrose à sa terminaison.

Les *lombricaux* sont distingués en *supérieurs* ou *antérieurs*, et en *inférieurs* ou *postérieurs*.

Dispositions spéciales.

A. Les lombricaux *supérieurs*, encore appelés lombricaux *péronéens* et *grands lombricaux*, prennent naissance l'un et l'autre à l'extrémité supérieure des péronés, et ils vont se terminer au niveau de l'articulation métacarpo-phalangienne, par une petite expansion aponévrotique qui se réunit au tendon de l'un des deux muscles extenseurs des phalanges, après avoir toutefois

contracté quelques adhérences avec la capsule de l'articulation précitée.

B. Les *lombricaux inférieurs*, encore nommés *lombricaux sésamoïdiens* et *petits lombricaux*, sont moins
longs, mais un peu plus gros que les supérieurs ; ils
prennent l'un et l'autre leur origine sur le côté du tendon
du perforant, et ils vont se terminer au dessous de l'articulation métacarpo-phalangienne : en premier lieu, sur
le côté de la synoviale qui facilite le glissement des tendons fléchisseurs à leur passage dans la coulisse sésamoïdienne, et en second lieu, sur la gaîne fibreuse qui
maintient ces mêmes tendons appliqués sur la face postérieure de la première phalange ; cette double insertion a lieu par une petite expansion fibreuse au moyen
de laquelle ces deux muscles semblent se réunir entre eux.

A. Les lombricaux supérieurs correspondent aux péro- Rapports.
nés, au ligament suspenseur du boulet, à la gaîne fibreuse
de ce ligament, à quelques divisions vasculaires et à la synoviale de l'articulation métacarpo-phalangienne.

B. Les lombricaux inférieurs sont en rapport, d'un côté
avec la gaîne commune des tendons fléchisseurs ; et de
l'autre avec ces tendons eux-mêmes et avec la synoviale
qui favorise leur glissement dans la coulisse sésamoïdienne.

Les grands lombricaux semblent spécialement desti- Action.
nés à opérer le soulèvement de la synoviale métacarpo-
phalangienne dans le moment de la flexion du doigt, et
les petits lombricaux paraissent agir de la même manière
et dans le même temps sur la synoviale de la coulisse
sésamoïdienne.

DIFFÉRENCES. — 1° **Didactyles.** Point de *lombricaux*,
ni de muscles qui en tiennent lieu.

12

2° **Porc.** Les *lombricaux* sont au nombre de deux seulement, et ils s'attachent l'un et l'autre par leur extrémité inférieure aux grands sésamoïdes du petit doigt externe.

Le ligament carpo-sésamoïdien est remplacé par un muscle formé de deux corps charnus superposés, auquel on a donné le nom de *carpo-phalangien.*

De ces deux corps musculeux qui naissent en commun du ligament carpien postérieur, l'*externe*, composé de deux portions, va s'insérer à la première phalange des deux petits doigts ; l'*interne*, plus épais et formé de quatre portions étroitement unies entre elles, qu'on pourrait à la rigueur considérer comme autant de muscles distincts, va se terminer aux grands sésamoïdes des quatre doigts par des tendons bifurqués et très courts.

3° **Tétradactyles irréguliers.** Les muscles *pédieux* offrent les mêmes dispositions essentielles que dans le porc [1].

MUSCLES DU MEMBRE ABDOMINAL.

Ces muscles, qui ont pour la plupart une analogie si frappante avec ceux du membre thoracique, sont au nombre de trente-trois et se divisent, d'après l'ordre topographique, en muscles de la *croupe* ou de la *fesse*, en muscles de la *cuisse*, muscles de la *jambe* et en muscles du *pied*. Suivant l'ordre physiologique, les muscles de la croupe sont moteurs de la cuisse, les muscles de la cuisse meuvent la jambe, ceux de la jambe sont affectés aux divers mouvements du pied, et les muscles de cette der-

[1] Les diverses portions du carpo-phalangien des tétradactyles correspondent assez exactement aux quatorze muscles de la main de l'homme.

nière section du membre n'exercent aucune action sur
les os qui en forment la charpente.

Les muscles du membre abdominal sont non seulement plus nombreux, mais généralement plus forts que
ceux du membre thoracique, dispositions qui coïncident
évidemment avec la double destination qu'a le membre
postérieur de servir tout à la fois d'organe de support
et d'agent d'impulsion à toute la machine animée.

MUSCLES DE LA CROUPE,

Ou de la fesse.

La région de la *croupe* comprend trois muscles auxquels on a donné le nom générique de *fessiers* et que
l'on désigne, eu égard à leurs dimensions relatives, par
les dénominations de *grand*, *moyen* et *petit fessier*.

Ces trois muscles, qui naissent de la partie antérieure
et supérieure du bassin, et se terminent à l'extrémité
supérieure de la cuisse dont ils opèrent l'extension, sont
contenus en commun dans une gaîne fibreuse sous-cutanée qui se continue, en avant avec l'aponévrose du
grand dorsal; en arrière avec celle des muscles fascia
lata et ischio-tibiaux.

MOYEN FESSIER.

(Moyen ilio-trochantérien [1].)

Le moyen ilio-trochantérien, moyen pour la lon- Situation, for-
gueur et la largeur, mais non pour la situation et l'é- n.e, attaches.
paisseur, est, dans le cheval au moins, le plus superficiel
des trois muscles fessiers ; aplati, rayonné, terminé par

[1] Grand ilio-trochantérien dans l'homme.

un large tendon et divisé du côté de son origine deux branches qui forment les côtés d'un grand angle rentrant ouvert en avant, dont l'aire se trouve remplie par une aponévrose qui n'est évidemment que la continuation de celle du grand dorsal, le moyen fessier prend son origine aux deux angles antérieurs de l'ilium, à l'aponévrose précitée et à la surface du grand fessier duquel il semble n'être qu'une branche de terminaison ; il s'insère à la tubérosité externe du corps du fémur par un large et fort tendon.

Rapports.

Uni, en avant et en bas au fascia-lata, en arrière et en dedans au long vaste, et séparé seulement de la peau par l'aponévrose d'enveloppe qui réunit ses deux branches, ce muscle recouvre le grand fessier et y adhère si intimement qu'il est extrêmement difficile, sinon impossible, de l'en séparer complètement.

Action.

Extenseur, abducteur et rotateur de la cuisse en dehors, le moyen fessier est en outre tenseur de l'aponévrose d'enveloppe qui le recouvre et à laquelle il adhère de la manière la plus intime.

⊥ GRAND FESSIER.

(Grand ilio-trochantérien [1].)

Situation, étendue, direction, forme.

Situé sous le moyen fessier, très gros, de forme irrégulièrement rhomboïdale et trifide à sa terminaison, ce muscle occupe tout le côté du bassin et s'étend obliquement en arrière, en dehors et en bas, de la région des lombes où il est reçu dans une excavation de l'ilio-spinal, à l'extrémité supérieure du fémur dont il enveloppe toute la tubérosité externe.

---

[1] Sacro-fémoral dans l'homme.

Attaches.

Né de toute l'étendue de la fosse iliaque, des deux angles antérieurs de l'ilium , de l'épine sus-sacrée, des ligaments sacro-ischiatique et ilio-sacré inférieur, et de la surface externe de l'ilio-spinal, le grand fessier se termine à l'extrémité supérieure du fémur par trois branches placées l'une au devant de l'autre ; la première, la plus *externe*, est un large tendon qui glisse sur la convexité du trochanter, et va s'insérer à la crète située au dessous de cette convexité, sorte de poulie de renvoi ; la seconde ou la *moyenne* couvre de ses faisceaux charnus et tendineux le sommet du trochanter; la *dernière* enfin, la plus allongée et la moins grosse des trois , gagne la face postérieure du fémur, et s'insère par une aponévrose sur toute l'étendue de la lèvre raboteuse qui circonscrit du côté externe la fosse trochantérienne.

Rapports.

Le grand fessier est accolé : en dehors et en avant , à l'iliaque et au fascia-lata ; en dedans et en arrière, au long vaste ; recouvert à la région lombaire par l'aponévrose du grand dorsal, et dans le reste de son étendue par le moyen fessier, sur l'aponévrose duquel il prend de nombreux points d'attache. Il recouvre la portion lombaire de l'ilio-spinal, l'os ilium, les ligaments sacro-ischiatique et ilio-sacré inférieur, les vaisseaux et nerfs fessiers, ischio-musculaires , honteux internes, les nerfs sciatiques , le petit ilio-trochantérien , enfin, tout le côté externe du trochanter qu'il embrasse de ses trois insertions.

Action.

Ce muscle , dont le volume et le mode d'attache peuvent faire préjuger la force, est, tout à la fois, extenseur abducteur et rotateur de la cuisse en dehors ; lorsque son point fixe est au fémur, comme cela a lieu dans l'action du *cabrer*, il agit alors sur le bassin et les lombes qu'il renverse en arrière et maintient dans cette attitude tant que dure sa contraction.

Ce muscle doit encore être considéré comme un tenseur très puissant de la grande aponévrose qui le recouvre et avec laquelle il a des connexions si intimes.

✛ PETIT FESSIER.

(Petit ilio-trochantérien.)

Situation, di-rection, éten-due, forme, at-taches.   Le petit fessier est subjacent au muscle grand fessier,
qu'il suffit de couper en travers pour le découvrir ; court,
épais, et très tendineux, il s'étend obliquement en dehors,
en avant et en bas, de la crête sus-cotyloïdienne, et de
toutes les empreintes situées entre cette crête et le contour supérieur de la cavité cotyloïde, à la convexité du
trochanter au côté interne de laquelle éminence il s'insère.

Rapports.   Le petit fessier est recouvert par le grand fessier auquel
il adhère assez intimement, mais dont il se distingue fa-
cilement par sa nature tendineuse ; il recouvre le plus
externe des deux tendons d'origine du droit antérieur
de la cuisse et toute la partie supérieure du ligament
capsulaire de l'articulation coxo-fémorale.

Action.   Ce muscle est abducteur et rotateur de la cuisse en
dedans ; lorsque son point fixe est au fémur, il étend le
bassin et l'incline de côté.

DIFFÉRENCES. — 1° **Didactyles.** Le *grand fessier*, moins
volumineux et moins prolongé sur la surface de l'ilio-
spinal que dans les solipèdes, recouvre le moyen et le
petit fessier ; il s'insère seulement aux trois parties du
trochanter, et il est séparé de la peau, en avant et en bas
par le fascia-lata ; en arrière et en haut par le long vaste
dont le prolongement supérieur répète assez bien ici le
moyen fessier des monodactyles.

Le *moyen fessier* est allongé, pyramidal et à peine

distinct du petit fessier. Il prend son origine le long du
bord iliaque par dessous le grand fessier qui le recouvre, et il s'insère par deux tendons à une tubérosité située sur le côté externe du trochanter.

Le *petit fessier*, dont l'insertion a lieu entre la convexité du trochanter et la tête du fémur, ne forme pour
ainsi dire qu'un seul et même muscle avec le moyen
fessier auquel il est intimement uni.

2° **Porc.** Les trois muscles fessiers offrent absolument
le même mode d'arrangement que dans les didactyles.

Le *grand fessier* ne fournit qu'un prolongement
mince et très court sur la surface de l'ilio-spinal.

Le *moyen fessier* s'insère à la base du trochanter par
un petit tendon.

Le *petit fessier* est disposé en tous points comme dans
les didactyles.

3° **Tétradactyles irréguliers.** Les trois muscles fessiers
offrent le même mode de superposition que dans
les solipèdes.

Le *moyen fessier*, qui apparaît le premier sous la peau,
est indivis ; ce muscle prend son origine tant sur le côté
du sacrum que sur le ligament sacro-ischiatique, et il
s'insère par un tendon très mince près de l'origine du
vaste externe.

Le *grand fessier* ne dépasse pas le bord lombaire de
l'ilium, et il ne s'insère qu'au sommet du trochanter.

Le *petit fessier* s'insère par un tendon, en avant et en
dessous du grand fessier qui le recouvre.

MUSCLES DE LA CUISSE.

Ces muscles, qui physiologiquement correspondent
assez bien à ceux du bras, sont au nombre de seize et
composent trois grandes régions, distinguées : en région

crurale *antérieure* ou *rotulienne ,* en région crurale *postérieure* ou *poplitée,* et en région crurale *interne* ou *sous-
pelvienne.*

ÉG ION CRURALE ANTÉRIEURE,

ou rotulienne.

Cette région est formée de quatre muscles, qui sont :
le *fascia lata*, le *droit antérieur*, le *triceps crural*, et le
grêle antérieur. Les trois premiers, d'un volume très
considérable, correspondent aux muscles olécraniens :
ils s'insèrent en commun à la rotule, opèrent l'extension
de la jambe et font équilibre à toute la partie du poids
du corps qui pèse sur le membre postérieur ; le quatrième muscle de cette région se termine au fémur et
répète très exactement le muscle scapulo-huméral grêle.

Une aponévrose très forte, et qui a pour tenseur spécial
le fascia lata, enveloppe en commun les trois autres muscles cruraux antérieurs, les maintient en place et affermit
leur contraction.

FASCIA LATA [1].

(Ilio aponévrotique [2].)

Situation, di-
rection, forme.

Situé à la partie supérieure et externe de la cuisse
dans une direction oblique de haut en bas et d'avant en
arrière, l'ilio-aponévrotique est un muscle large, aplati
d'un côté à l'autre, triangulaire, entrecoupé de nombreuses énervations, et recouvert d'une couche aponévrotique assez épaisse.

Attaches.

L'ilio-aponévrotique prend son origine à l'angle anté-

---

[1] Et mieux, muscle du fascia-lata.

[2] Ilio aponévrosi-fémoral dans l'homme.

rieur externe de l'ilium avec le moyen et le grand fessier auxquels il est intimement uni ; à partir de ce point, les faisceaux du fascia lata descendent en divergeant jusque vers le tiers supérieur de la cuisse environ, où ils se terminent à une vaste aponévrose qui, après s'être attachée à la rotule, va se réunir à l'aponévrose jambière.

Le fascia lata est recouvert par la peau, et intimement uni par son bord postérieur au moyen fessier ; il recouvre le vaste externe, le droit antérieur de la cuisse, et un grand interstice de forme triangulaire dans lequel vient se loger ce dernier muscle lors de la flexion de la cuisse sur le bassin.

Rapports.

Au moyen de la grande aponévrose par laquelle il se termine et dont il est le tenseur, ce muscle agit sur la jambe et en opère l'extension.

Action.

DROIT ANTÉRIEUR DE LA CUISSE.

(Ilio-rotulien.)

Situé obliquement, en avant et en bas, dans le milieu même de la région crurale antérieure en dessous du fascia lata et entre les trois portions du triceps fémoral, l'ilio-rotulien est un muscle allongé, épais, renflé dans le milieu, tendineux à ses deux extrémités, et recouvert d'une couche aponévrotique resplendissante qui diminue d'épaisseur du haut en bas [1].

Situation, direction, forme.

Ce muscle naît de l'angle cotyloïdien de l'ilium par deux tendons placés de champ l'un à côté de l'autre, et il s'insère par un autre tendon aplati à la partie supérieure de la rotule, au devant du triceps crural auquel il adhère très intimement.

Attaches.

[1] L'ossification partielle de cette aponévrose n'est pas très rare.

Rapports.

Séparé de la peau par le fascia lata, et embrassé par les deux portions latérales du triceps crural, l'ilio-rotulien recouvre l'articulation coxo-fémorale, le grêle antérieur et la portion moyenne du triceps à laquelle il se confond.

Action.

Ce muscle étend la jambe sur la cuisse et fléchit celle-ci sur le bassin.

⊻ TRICEPS CRURAL.

(Vaste externe, vaste interne et crural, ou trifémoro-rotulien.)

Situation, direction, forme,

Couché obliquement en avant et en bas sur la face antérieure du corps du fémur, le triceps crural est un muscle très volumineux, renflé à sa partie moyenne, et auquel on s'accorde généralement à reconnaître trois portions; l'une externe, la plus considérable et la plus tendineuse à laquelle on a donné le nom de *vaste externe;* l'autre, un peu moins volumineuse, mais de même forme à peu près, que l'on a appelée *vaste interne;* et la troisième qui, confondue au droit antérieur et au vaste interne, a été désignée sous le nom de muscle *crural.*

Attaches.

Ainsi constitué, le triceps crural prend son origine sur toute l'étendue de la face antérieure du corps du fémur, et il s'insère à la face supérieure de la rotule, en enveloppant l'insertion du droit antérieur.

Rapports.

En rapport par sa face superficielle avec le droit antérieur, avec le fascia lata, le long vaste, le moyen fessier, le long et le court adducteur de la jambe, le pectiné, le biceps fémoral, le demi-membraneux, le grand psoas et l'iliaque, le triceps crural répond par sa face profonde au fémur et à l'articulation femoro-rotulienne.

Action.

Ce muscle, l'un des plus puissants de l'économie,

étend la jambe sur la cuisse, fait équilibre au poids du corps dans la station sur les deux membres postérieurs, soulève le tronc dans la progression, et s'oppose au pincement de la capsule synoviale de l'articulation fémoro-rotulienne à laquelle il adhère intimement par sa portion crurale.

✠ GRÊLE ANTÉRIEUR.

(Ilio-fémoral grêle de M. Girard, ou tout simplement ilio-fémoral.)

Situation, direction, forme. — Situé entre le droit antérieur de la cuisse et l'articulation coxo-fémorale, dans une direction oblique de haut en bas et d'arrière en avant, l'ilio-fémoral est un très petit muscle allongé, fusiforme et tendineux à ses extrémités.

Attaches. — Il prend son origine à l'angle postérieur de l'ilium, près et au dessus du sourcil de la cavité cotyloïde, et il s'insère au quart supérieur environ de la face antérieure du corps du fémur par un tendon aplati et très mince qui traverse la portion moyenne du triceps crural.

Rapports. — Ce muscle est recouvert par le droit antérieur, entre les deux tendons duquel il prend quelquefois son origine, et il recouvre le ligament capsulaire de l'articulation coxo-fémorale.

Action. — L'ilio-fémoral, de même que le scapulo-huméral grêle auquel il est tout à fait analogue, semble avoir plus spécialement pour usage de soulever la double capsule de l'articulation coxo-fémorale, et d'empêcher conséquemment que cette capsule ne soit pincée par les surfaces articulaires dans le moment où la cuisse se fléchit sur le bassin.

DIFFÉRENCES. — 1° Didactyles. Le muscle *ilio-aponé-*

vrotique a une partie charnue plus pâle, plus mince et surtout plus prolongée du côté de la rotule que dans le cheval.

Le *triceps crural* a ses trois corps charnus plus distincts l'un de l'autre que dans les solipèdes.

Point de muscle *ilio-fémoral*.

2° **Porc.** Le muscle du *fascia lata* est encore plus mince, plus pâle et plus long que dans les didactyles.

Le *triceps crural* couvre de ses attaches une grande partie du trochanter.

Point de muscle *ilio-fémoral*.

3° **Tétradactyles irréguliers.** Le muscle du *fascia lata* est formé de deux portions placées l'une à côté de l'autre et accolées ensemble ; la portion externe, qui n'a point son analogue dans les autres animaux, s'étend obliquement en dehors et en bas, de l'angle externe de l'ilium à la rotule où elle se termine par une courte aponévrose.

Le *droit antérieur de la cuisse* n'offre qu'un seul tendon à son origine.

Le muscle *ilio-fémoral* existe, comme dans les solipèdes, mais il est très grêle.

RÉGION CRURALE POSTÉRIEURE,

Ou poplitée.

Cette région est constituée par quatre muscles qui sont : le *long vaste*, le *demi-tendineux*, le *demi-membraneux* et le *grêle interne*. Les trois premiers de ces muscles, remarquables par leurs grandes dimensions, naissent en commun de la tubérosité ischiale, se prolongent le long de l'épine sus-sacrée et se terminent à la partie supérieure de la jambe dont ils opèrent la flexion ; le quatrième , qui serait peut-être mieux placé dans la région crurale interne, s'étend seulement de l'ischium au fémur, et il n'a conséquemment aucune action sur la jambe.

Tous ces muscles sont enveloppés en commun et séparés de la peau par une couche fibreuse jaunâtre qui se continue en haut avec l'aponévrose fessière , en avant avec le fascia-lata et en dedans avec l'aponévrose crurale interne.

LONG VASTE.

(Ischio-tibial externe [1].)

Long, très volumineux, prismatique et pyramidal dans ses deux tiers supérieurs environ, aplati d'un côté à l'autre et trifide à son extrémité inférieure, ce muscle occupe tout le côté externe de la cuisse, et s'étend, en décrivant une courbe à convexité postérieure, de la partie la plus élevée du bassin à l'extrémité supérieure de la jambe. Situation, direction, forme.

Le long vaste naît de la tubérosité ischiale, où il se confond au biceps de la jambe et de l'épine sus-sacrée, avec le moyen fessier auquel il est intimement uni ; il s'insère : 1° au tiers supérieur environ de la face postérieure du fémur, par une forte bride fibreuse qui se détache de la couche aponévrotique dont est revêtue toute sa face profonde ; 2° à la face antérieure de la rotule, par le tendon aplati et très court qui termine la supérieure de ses trois branches d'insertion ; 3° enfin, à la crête du tibia, par ses deux autres branches que Attaches.

---

[1] Ischio-femoro-péronéen dans l'homme, ou encore biceps fémoral.

termine une grande expansion fibreuse qui se réunit à l'aponévrose jambière.

Rapports. Séparé de la peau par une aponévrose à laquelle s'ajoute inférieurement une couche de tissu jaune élastique[1], ce muscle répond : en avant, au moyen fessier, au grand fessier et au fascia-lata; en arrière au ~~biceps~~ auquel il se confond inférieurement ; en dedans au ligament sacro-ischiatique, au fémur, au demi-membraneux, au biceps de la jambe, au vaste externe, aux nerfs sciatiques, aux artères poplitées, aux deux extenseurs du métatarse, et à l'articulation fémoro-tibiale.

Action. Le long vaste est tout à la fois fléchisseur de la jambe et extenseur de la cuisse; de plus, en raison de son obliquité, il imprime à la première de ces deux sections du membre un mouvement de rotation en dehors.

Lorsque son point fixe est à la jambe et au fémur, ce muscle joue surtout un très grand rôle dans le mécanisme de la station sur les deux membres postérieurs ou dans le *cabrer*; il agit alors par un levier du premier genre sur le bassin qu'il renverse en arrière et maintient dans cette attitude tout le temps que dure son action.

DEMI-TENDINEUX.

(~~Biceps de la jambe~~, et ischio-tibial moyen ou postérieur.)

Situation, forme, étendue. Situé à la partie postérieure et médiane de la cuisse, entre le long vaste et le demi-membraneux auxquels il est de beaucoup inférieur en volume, le demi-tendineux est un muscle long, épais, étendu de l'épine sus-sacrée à la partie supérieure et interne de la jambe, et composé de deux corps charnus accolés l'un à l'autre.

[1] Cette aponévrose est susceptible de s'ossifier en partie, comme celle de l'ilio-aponévrotique à laquelle elle se réunit en avant.

Né de la tubérosité et de la crête ischiales par un   Attaches.
large et court tendon ; et de l'extrémité postérieure de
l'épine sus-sacrée , par une pointe pyramidale qui est
accolée à celle du long vaste, ce muscle s'insère par la
plus interne de ses deux portions à la crête du tibia, au
moyen d'un tendon allongé duquel se détache une aponévrose qui descend sur les muscles de la jambe ; sa
portion externe se réunit à la plus inférieure des trois
branches terminales du long vaste.

Le demi-tendineux est séparé de la peau par une couche   Rapports.
aponévrotique qui lui est commune avec les deux autres
muscles poplités ; il répond : en dehors, au long vaste ;
en dedans, au demi-membraneux ; en avant aux nerfs
sciatiques, aux vaisseaux poplités et au muscle bifémoro-
calcanéen. *jumeaux de la jambe*

De même que le long vaste dont il est le congénère, ce   Action.
muscle fléchit la jambe en lui imprimant un mouvement
de rotation en dedans.

Lorsque son point fixe est inférieur, il étend le bassin
sur la cuisse et coopère à la station sur le bipède postérieur.

→ DEMI-MEMBRANEUX.

(Ischio-tibial interne [1].) *Bim*

Situé par dessous le court adducteur de la jambe,   Situation, di-
entre le sous-pubio fémoral et le demi-tendineux, l'ischio-   rection , éten-
tibial interne est un grand et gros muscle de forme pris-   due, forme.
matique , étendu obliquement , en avant , en dehors et

[1] Ischio-popliti-tibial dans l'homme.

en bas, de la partie postérieure du bassin à l'extrémité inférieure de la cuisse.

Attaches. Né d'une part , de la tubérosité ischiale, de la crête du même nom et de la face inférieure de l'ischium en arrière des deux autres muscles poplités, et d'autre part, de l'aponévrose d'enveloppe des muscles sacro-coccygiens au moyen d'un prolongement très court, mais analogue à celui que présente chacun de ses deux congénères , le demi-membraneux s'insère au condyle interne du fémur en se confondant à la longue branche du biceps de la cuisse.

Rapports. Il répond : en dedans, au court adducteur de la jambe qui le recouvre presque entièrement ; en avant , au biceps de la cuisse dans lequel il est en partie reçu ; en arrière à l'ischio-tibial postérieur ; en dehors enfin, à la branche interne du bifémoro-calcanéen, à une couche épaisse de tissu cellulaire [1] et à un feuillet aponévrotique qui le sépare des nerfs sciatiques et du long vaste.

Action. Congénère des deux autres poplités lorsqu'il agit sur le bassin, ce muscle produit l'extension de la cuisse et sa rotation en dedans, lorsque son point fixe est à l'ischium. Il augmente en outre la tension de l'aponévrose d'enveloppe des muscles coccygiens.

GRÈLE INTERNE ,

(Carré crural, Ischio-fémoral grêle, et mieux ischio-femoral [1].)

Situation, direction, forme. Le grêle interne est situé profondément entre les muscles ischiaux-tibiaux et les jumeaux pelviens dont il croise

---

[1] J'ai plusieurs fois rencontré des kystes purulents dans ce grand interstice musculaire.

[1] Ischio-sous-trochantérien dans l'homme.

obliquement la direction : aplati, rubané et d'un rouge
vif qui contraste avec la couleur pâle des obturateurs,
ce muscle s'étend obliquement en avant et en bas, de l'extrémité antérieure de l'épine ischiale où il prend son origine, au tiers supérieur environ de la face postérieure du
fémur où il se termine par des fibres tendineuses.

Séparé des trois muscles ischio-tibiaux et des jumeaux — *Rapports*
pelviens par une couche épaisse de tissu cellulaire, le
grêle interne répond : en dedans, au biceps de la cuisse,
et en dehors, aux deux nerfs sciatiques.

Ce muscle est, tout à la fois, extenseur et rotateur de la — *Action.*
cuisse en dehors; la demi-extension de la cuisse pendant
laquelle l'incidence du carré crural sur son levier se rapproche davantage de la perpendiculaire, est conséquemment le moment où l'action de ce muscle doit être le
plus efficace.

DIFFÉRENCES. — 1° **Didactyles.** Le *long vaste* recouvre tout le trochanter et la moitié environ du grand
fessier, au moyen de son prolongement supérieur qui répète assez bien, par sa largeur et son peu d'épaisseur, le
moyen fessier des solipèdes et mieux encore celui des
tétradactyles irréguliers. Du reste, ce muscle ne s'attache
point sur la face postérieure du fémur; et de ses deux branches terminales, la supérieure s'insère à la rotule; tandis
que l'inférieure, de nature tendineuse, glisse à l'aide
d'une synoviale sur le côté du condyle externe du
fémur avant d'aller s'attacher sur la tubérosité antérieure
de l'extrémité supérieure du tibia.

C'est au point où le long vaste glisse et appuie sur le
trochanter, et où il existe assez souvent une bourse muqueuse, que se produisent quelquefois des éraillements
ou une division complète de ce muscle qui donnent lieu
à des boiteries.

Les deux autres muscles *ischio-tibiaux* ne se prolongent point au dessus de la tubérosité ischiale où ils prennent leur origine en commun, comme dans les solipèdes.

2° **Porc.** Les muscles de la région *poplitée* sont en même nombre et offrent les mêmes dispositions essentielles que dans le cheval, avec cette différence cependant, que le *long vaste* présente, à son extrémité supérieure, deux branches qui répètent assez bien le moyen fessier du cheval.

3° **Tétradactyles irréguliers.** Le *long vaste* naît, tout à la fois, de l'ischium et du ligament sacro-ischiatique. Il est indivis à son insertion jambière, et il ne s'attache point sur le fémur.

Les deux autres muscles ischio-tibiaux ne se prolongent point au dessus de la tubérosité ischiale, et *l'interne* se termine par deux branches : la supérieure s'insère au condyle interne du fémur, et l'inférieure à la tubérosité interne du tibia par un tendon qui s'insinue sous le ligament latéral correspondant de l'articulation fémorotibiale.

RÉGION CRURALE INTERNE,
Ou sous-pelvienne.

Cette région se compose de huit muscles qui prennent la plupart leur origine aux deux portions inférieures du coxal ; enveloppés en commun par l'aponévrose crurale interne, ces muscles forment trois couches distinctes : la première couche est constituée par le *long* et le *court adducteur de la jambe ;* le *pectiné* et le *biceps de la cuisse* forment la seconde couche, et la troisième se compose des deux *obturateurs*, distingués en *externe* et en *interne*, des *jumeaux du bassin*, et du *pyramidal*.

L. LONG ADDUCTEUR DE LA JAMBE.

(Sous-lombo-tibial [1].)

Situation, direction, forme.

Situé sous l'aponévrose crurale avec le court adducteur, son congenère, long et prismatique, le sous-lombotibial s'étend obliquement en bas, en arrière et en dehors, de la région sous-lombaire, à l'extrémité supérieure du tibia où il se termine par une aponévrose.

Attaches.

Né par des faisceaux charnus et tendineux du tendon d'insertion du petit psoas et de l'aponévrose lomboiliaque, ce muscle s'insère à la tubérosité interne de l'extrémité supérieure du tibia par une aponévrose qui se confond à celle du fascia-lata et du court adducteur auquel le sous-lombo tibial est accolé dans une partie de son étendue.

Rapports.

Recouvert dans sa portion abdominale par l'aponévrose lombo-iliaque, et dans le reste son étendue par l'aponévrose crurale interne, le long adducteur de la jambe recouvre successivement et de haut en bas, le muscle psoas iliaque, le nerf fémoral antérieur, l'insertion du grand psoas, le vaste interne, les artères musculaires antérieures de la cuisse, le nerf saphène et le côté interne de l'articulation fémoro-tibiale ; le tronc crural et l'artère fémorale longent le bord interne de ce muscle.

Action.

Tout en opérant l'adduction de la jambe et de la cuisse, le sous-lombo-tibial augmente la tension des aponévroses auxquelles vont aboutir ses fibres charnues.

Couturier dans l'homme.

COURT ADDUCTEUR DE LA JAMBE.

(On sous-pubio-tibial.)

Situation direction, forme. Large, aplati d'un côté à l'autre, quadrilatère, terminé inférieurement par une grande aponévrose et formé de fibres parallèles que recouvre une couche albuginée *blanchâtre* dont les fibres se réunissent en haut et sur la ligne médiane à celles du muscle opposé, le sous-pubio-tibial forme ce que l'on appelle le *plat* de la cuisse, et il s'étend obliquement de dedans en dehors de la symphyse du bassin, au côté interne de la jambe.

Attaches. Né de la symphyse ischio-pubienne et du tendon par lequel les muscles abdominaux s'insèrent au pubis, et bridé en ce point par un faisceau fibreux horizontal qui circonscrit une arcade dans laquelle passent de grosses branches veineuses, le sous-pubio-tibial s'insère tant à la face interne qu'à la crête du tibia par son aponévrose qui se réunit à celle des muscles long adducteur et biceps de la jambe.

Rapports. Séparé de la peau par l'aponévrose crurale, uni par son bord postérieur avec l'aponévrose d'enveloppe des muscles poplités, et croisé obliquement par la veine, l'artère et le nerf saphènes, ce muscle recouvre le pectiné, le biceps de la cuisse et une partie du demi-membraneux.

Avec le long adducteur de la jambe, le court adducteur forme en haut de la cuisse une espèce de triangle isocèle dont l'aire est occupée par l'artère fémorale, la veine du même nom, et par un groupe de ganglions lymphatiques.

Action. Le sous-pubio-tibial est tout à la fois adducteur de la

jambe et de la cuisse , et tenseur de l'aponévrose d'enveloppe des muscles poplités et tibiaux postérieurs.

✦ PECTINÉ.

(Sus-pubio-fémoral.)

Situé à la partie antérieure et interne de la cuisse, par   Situation, di
dessous le long adducteur de la jambe et au devant du   rection, forme.
biceps fémoral , le pectiné est un muscle long , dirigé
obliquement en arrière en bas et en dehors , renflé
dans le milieu, aplati d'avant en arrière et bifide à son
extrémité supérieure, d'une texture très délicate , recouvert d'une couche aponévrotique et terminé par un
tendon.

Né du bord abdominal du pubis et du tendon d'inser-   Attaches.
tion des muscles abdominaux par deux branches placées
l'une au devant de l'autre et entre lesquelles passe le
ligament pubio-fémoral qui leur sert d'attache, le pectiné s'insère aux empreintes situées autour du trou nour-
ricier du fémur par un tendon qui s'épanouit en cône à
la surface des fibres charnues.

Recouvert en dedans, par le long adducteur de la   Rapports.
jambe, par l'artère et la veine fémorales ; en arrière, par
le biceps fémoral , le pectiné recouvre le grand psoas ,
l'iliaque et l'obturateur externe.

Ce muscle est tout à la fois adducteur et fléchisseur   Action.
de la cuisse, puisque son insertion au fémur est postérieure à son attache au pubis.

BICEPS FÉMORAL. *forme ? muscles*

(Sous-pubio-fémoral.)

Situation, direction, forme. Le biceps fémoral, ainsi nommé en raison de la bifurcation qu'il présente à sa terminaison, est un muscle long, très volumineux et de forme prismatique, situé obliquement, de haut en bas, d'arrière en avant et de dehors en dedans, entre la face postérieure du fémur, le pectiné, le demi-membraneux et le court adducteur de la jambe.

Attaches. Né de la symphyse ischio-pubienne et de la surface externe de l'ischium, par des faisceaux charnus entrecoupés de lames tendineuses, ce muscle s'insère au fémur par deux branches entre lesquelles passent l'artère et la veine fémorales. De ces deux branches, la supérieure, la plus volumineuse, mais la moins longue, s'implante sur le milieu de la face postérieure du corps du fémur, tandis que l'inférieure s'insère au condyle interne du même os avec le demi-membraneux auquel elle se réunit.

Rapports. Recouvert en dedans par le court adducteur de la jambe, et en arrière, par le demi-membraneux, le biceps fémoral recouvre la face postérieure du fémur, l'obturateur externe, le grêle interne, les artères grande musculaire de la cuisse et caverneuse, les deux nerfs sciatiques desquels le sépare un feuillet aponévrotique, enfin la branche interne du bifémoro-calcanéen.

Action. Ce muscle étend la cuisse et lui imprime par sa longue branche un mouvement de rotation en dedans ; c'est évidemment dans la demi-extension de la cuisse que l'action du biceps, déjà si favorisé par la longueur de son bras de levier, doit être le plus efficace, puisque

alors l'incidence de ce muscle sur le lévier qu'il doit
mouvoir, se rapproche davantage de la perpendiculaire.
Lorsque le point fixe du biceps est au fémur, comme
cela arrive dans l'action du cabrer et de la station sur les
deux pieds postérieurs, ce muscle redresse le bassin en
le faisant basculer sur les deux fémurs, et le maintient
ainsi renversé tout le temps que dure sa contraction.

Le muscle biceps opère l'extension de la cuisse par un
levier du troisième genre, et le redressement du bassin
par un levier inter-fixe.

OBTURATEUR EXTERNE.
(Sous-pubio-trochantérien externe.)

Triangulaire, aplati de dessus en dessous, et tendineux
seulement à son insertion, l'obturateur externe occupe
le dessous de l'articulation coxo-fémorale, et il s'étend
obliquement, en bas, en dehors et en arrière, de la face
inférieure du pubis à l'extrémité supérieure du fémur. *Situation, direction, forme.*

L'obturateur externe naît du pourtour de l'ouverture
sous-pubienne, par une série de faisceaux charnus d'une
longueur inégale, d'un rouge pâle et d'une texture très
délicate, qui vont en convergeant se terminer à un tendon commun au moyen duquel ce muscle vient s'insérer
dans la fosse trochantérienne, en avant des jumeaux du
pyramidal et de l'obturateur interne. *Attaches.*

Recouvert par le biceps de la cuisse, le pectiné et le
grêle interne, l'obturateur externe recouvre le ligament
capsulaire de l'articulation coxo-fémorale et concourt à
fermer l'ouverture sous-pubienne. *Rapports.*

Ce muscle est adducteur et rotateur de la cuisse en
dehors. *Action.*

OBTURATEUR INTERNE. *cache le trou*

(Ou sous-pubio-trochantérien interne.)

Situation, direction, forme. · Situé en majeure partie dans le bassin, et sur la paroi inférieure de cette cavité, l'obturateur interne est un muscle aplati, mince, flabelliforme, réfléchi et d'un rouge ⚘, dont les faisceaux convergent et se réunissent tous à un tendon aplati qui se dirige obliquement en dehors et en bas pour gagner l'extrémité supérieure du fémur.

Attaches. Ce muscle prend son origine sur toute l'étendue de la face interne du pubis et de l'ischium, et il s'insère dans la fosse trochantérienne par son tendon qui, après s'être réuni à celui du piriforme, glisse en s'infléchissant sur le bord externe de l'ischium, où il est recouvert par le ligament sacro-ischiatique.

Rapports. Dans la cavité pelvienne, l'obturateur interne répond, d'un côté, à la vessie, par l'intermédiaire d'une lame aponévrotique et du péritoine qui en recouvre environ la moitié antérieure ; et de l'autre côté il répond à l'artère obturatrice, au nerf obturateur, au pubis et à l'ischium.

A sa sortie du bassin, ce muscle est en rapport avec les nerfs sciatiques, et à partir de ce point jusqu'à son insertion, il répond en avant à l'obturateur externe, et en arrière aux jumeaux pelviens.

Action. L'obturateur interne est évidemment, comme le pyramidal et les jumeaux, adducteur et rotateur de la cuisse en dehors.

JUMEAUX DU BASSIN.

(Petits jumeaux, ischio-trochantérien.)

Aplati de dessus en dessous, mince, quadrilatère, très court et souvent formé de deux portions superposées que séparent l'un de l'autre des pelotons adipeux, l'ischio-trochantérien naît de l'angle cotyloïdien de l'ischium, se porte obliquement en dehors, en avant et en bas, se réunit presque aussitôt au tendon commun de l'obturateur interne et du pyramidal, et va s'insérer dans la fosse trochantérienne avec ces deux muscles.

Situation, direction, forme, attaches.

L'ischio-trochantérien est en rapport : antérieurement, avec les deux muscles auxquels il est réuni à son insertion ; postérieurement, avec le grêle interne et les deux nerfs sciatiques.

Connexions.

Adducteur et rotateur de la cuisse en dehors, il est conséquemment le congénère des obturateurs, du pyramidal, du grand psoas et de l'iliaque.

Action.

PYRAMIDAL.

(Piriforme, ou sacro-trochantérien.)

Situé dans le bassin sur la paroi latérale de cette cavité, allongé, aplati d'un côté à l'autre, légèrement courbé en arc suivant ses faces, infléchi et penniforme, ce muscle s'étend obliquement, en bas, en arrière et en dehors, d'un des angles antérieurs du sacrum où il prend son origine, à l'extrémité supérieure du fémur où il se termine par un tendon qui, avant sa sortie du bassin, se réunit à celui de l'obturateur interne, avec lequel il glisse sur la coulisse ischiale en s'infléchissant, et va ensuite s'insérer dans la fosse trochantérienne.

Situation, direction, forme, attaches.

Dans le bassin, le pyramidal répond au rectum, au

Rapports.

plexus sacré, à l'artère obturatrice, au nerf du même nom, à l'artère bulbeuse et au péritoine qui le recouvre ; en dehors du bassin les rapports du pyramidal sont exactement les mêmes que ceux de l'obturateur interne avec lequel il ne fait plus qu'un jusqu'à son insertion.

Action.

Ce muscle, dont l'action ne doit être déterminée qu'à partir de son point de réflexion sur la coulisse ischiale qui fait à son égard l'office d'une poulie de renvoi, est abducteur et rotateur de la cuisse en dehors, comme l'obturateur interne auquel il se réunit.

DIFFÉRENCES. — 1° Didactyles. Les muscles de la région sous-pelvienne sont au nombre de sept seulement :

Le *long adducteur de la jambe* est divisé en deux branches à son origine. De ces deux branches, entre lesquelles passe l'artère crurale, l'une provient de l'ilium près de l'insertion du petit psoas, et l'autre de l'aponévrose lombo-iliaque.

Le *biceps de la cuisse* ne descend point jusque sur le condyle interne du fémur.

Le *pectiné* s'insère sur la face postérieure du fémur avec le biceps, et il se prolonge jusqu'au condyle interne de cet os, comme dans le cheval.

L'*obturateur interne* traverse l'ouverture sous-pelvienne pour aller s'insérer avec l'*obturateur externe* auquel il se confond.

Point de muscle *sacro-trochantérien,*

2° Porc. Les muscles cruraux internes affectent les mêmes dispositions essentielles que dans les monodactyles.

Le *biceps de la cuisse* est indivis, et il ne descend point jusqu'à l'extrémité inférieure du fémur.

Le *sacro-trochantérien* est à peine distinct de l'*obtu-*

rateur interne, et celui-ci traverse l'ouverture sous-pelvienne, comme dans les didactyles.

3. **Tétradactyles irréguliers.** Les muscles *sous-pelviens* sont au nombre de neuf, et ils affectent à peu de chose près la même disposition que dans les autres animaux.

Le *long adducteur de la jambe* prend son origine à l'angle externe de l'ilium.

Le *court adducteur de la jambe* est beaucoup moins large que dans les autres animaux.

Le *pectiné* se termine par un tendon allongé et très grêle qui descend jusqu'à l'extrémité inférieure du fémur.

Le *biceps de la cuisse* est indivis et il s'insère sur toute la face postérieure du fémur.

Le *grêle interne*, qui pourrait être à la rigueur reporté dans la région sous-pelvienne, s'insère au trochantin par un tendon sous lequel vient s'attacher un *muscle* adducteur et rotateur particulier qui prend son origine au bord abdominal du pubis. Cette espèce de muscle *pubio-fémoral* ou *pubio-trochantinien* n'a point son analogue dans les autres animaux.

Les *obturateurs*, les *jumeaux du bassin* et le *pyramidal* offrent à peu près les mêmes dispositions que dans les solipèdes.

MUSCLES DE LA JAMBE.

Les muscles de cette section du membre abdominal sont au nombre de neuf, comme ceux de l'avant-bras avec lesquels ils ont sous tous les rapports la plus grande analogie. Ces muscles composent deux régions, l'une *anté-rieure*, l'autre *postérieure*, et ils sont contenus dans une gaîne aponévrotique commune à laquelle viennent se terminer les muscles ischiaux tibiaux et facia-lata qui

peuvent en être considérés comme les tenseurs spéciaux.

RÉGION JAMBIÈRE ANTÉRIEURE.

Cette région comprend trois muscles qui forment deux
couches, l'une *superficielle* et l'autre *profonde*; la première est constituée par les deux *extenseurs des phalanges*, l'un *antérieur*, l'autre *latéral*, et la seconde par un
seul muscle, le *fléchisseur du métatarse*.

EXTENSEUR ANTÉRIEUR OU EXTENSEUR COMMUN DES PHALANGES.

(Fémoro-pré-phalangien.)

Situé sous l'aponévrose de la jambe, en avant de l'extenseur latéral son congénère, et étendu de l'extrémité
inférieure du fémur à la phalange onguéale, le fémoro-
pré-phalangien est un muscle long, légèrement déprimé
d'avant en arrière, renflé dans le milieu, recouvert d'une
couche aponévrotique plus épaisse en bas qu'en haut,
entrecoupé d'un assez grand nombre d'énervations et terminé par un tendon aplati et infléchi qui mesure toute
l'étendue en longueur des trois sections du pied.

Né de l'extrémité inférieure du corps charnu, un peu
au dessus de l'articulation tibio-tarsienne, le tendon du
fémoro-pré-phalangien s'engage immédiatement dans
une gaîne fibreuse qui lui est commune avec le muscle
tibio-pré-métatarsien. A la sortie de cette gaîne, dans
laquelle une synoviale vaginale facilite son glissement, ce
tendon s'infléchit en avant et se place sur la face antérieure
du métatarsien principal, où il reçoit le tendon de l'extenseur latéral, le muscle tarso-pré-phalangien et un prolonge-

ment funiculaire de l'aponévrose jambière ; il descend ensuite sur l'articulation métatarso-phalangienne, au ligament capsulaire de laquelle il adhère par ses côtés, puis,
à partir de ce point, ce tendon se comporte absolument
de la même manière que celui de l'extenseur commun
des phalanges du pied antérieur auquel le muscle fémoro-pré-phalangien correspond du reste exactement.

Né de l'extrémité inférieure du fémur, précisément   *Attaches.*
au même point que le fléchisseur du métatarse au tendon d'origine duquel il se réunit, le fémoro-pré-phalangien se termine à l'éminence médiane du bord supérieur de la dernière phalange par l'expansion de son tendon ; ce long muscle s'implante en outre sur la face antérieure de la première et de la seconde phalange, et il s'y
trouve maintenu, comme dans le membre antérieur, par
deux brides fibreuses qui prennent naissance sur les côtés de l'articulation métatarso-phalangienne.

Recouvert en haut par l'aponévrose jambière; plus   *Rapports.*
bas, par l'appareil ligamenteux annulaire du tarse, et
dans le reste de son étendue par une couche cellulo-
fibreuse, ce muscle recouvre successivement, et de haut
en bas, le fléchisseur du métatarse, le tarso-pré-phalangien, la face antérieure de l'os métatarsien principal, le
ligament capsulaire de l'articulation métatarso-phalangienne dont il est séparé dans le milieu par une synoviale vésiculaire, enfin la face antérieure des deux premières phalanges et les deux articulations inter-phalan-
giennes par l'expansion terminale de son tendon.

Le muscle fémoro-pré-phalangien est tout à la fois   *Action.*
extenseur des phalanges l'une sur l'autre et du doigt
sur le métatarse, fléchisseur du pied tout entier sur la
jambe et extenseur de la jambe sur la cuisse, en raison
de son attache au fémur.

EXTENSEUR LATÉRAL DES PHALANGES.

(Péronéo-pré-phalangien.)

Situation, éten-
due , direction ;
forme.

Situé sous l'aponévrose jambière, le long du péroné, entre l'extenseur antérieur et le fléchisseur profond des phalanges, et étendu de la partie supérieure de la jambe jusque vers le milieu du métatarse , le péronéo-pré-phalangien est un muscle long, prismatique, contenu dans une gaine fibreuse spéciale, et terminé par un tendon arrondi qui descend en glissant successivement, et à l'aide d'une synoviale vaginale, d'abord sur l'extrémité inférieure du tibia dans une coulisse qui lui est spécialement destinée, puis sur le côté externe du tarse où il s'infléchit d'arrière en avant pour gagner la face antérieure de l'os métatarsien principal, vers le milieu duquel ce tendon se confond à celui de l'extenseur antérieur des phalanges.

Attaches.

Ce muscle prend son origine sur toute la longueur du péroné, sur le côté externe du tibia et sur l'attache inférieure du ligament latéral externe de l'articulation fémoro-tibiale ; il se termine vers le milieu de la face antérieure de l'os métatarsien principal en confondant son tendon à celui de l'extenseur antérieur.

Rapports.

L'extenseur latéral est recouvert : d'abord par l'aponévrose jambière, puis par l'appareil ligamenteux annulaire qui maintient son tendon appliqué sur le tarse, et par une couche cellulo-fibreuse très mince qui le sépare de la peau dans sa portion métatarsienne ; il recouvre successivement et de haut en bas : l'attache inférieure du ligament latéral externe de l'articulation fémoro-tibiale, le péroné, le tibia, le ligament latéral externe profond de

l'articulation tibio-tarsienne duquel il croise la direction, l'artère latérale externe du métatarse, enfin le
muscle tarso-préphalangien et la face antérieure de l'os
principal du canon.

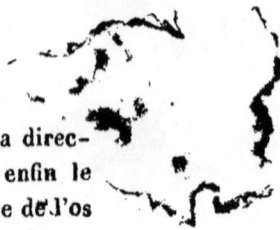

Ce muscle est congénère du fémoro-pré-phalangien
sous le double rapport de l'extension des phalanges et
de la flexion du pied dans son entier.

Action.

FLÉCHISSEUR DU MÉTATARSE.

(Tibio-pré-métatarsien [1].)

Couché en long sur la face antérieure du tibia et du
tarse par dessous l'extenseur antérieur des phalanges,
et étendu en ligne droite de l'extrémité inférieure du
fémur à la partie supérieure du métatarse, le tibio-pré-
métatarsien est un muscle long, épais, renflé dans le
milieu, bifide à son origine, divisé en quatre branches
à sa terminaison, et formé de deux parties, l'une *tendi-*
neuse, l'autre *charnue* qui, superposées parallèlement et
unies entre elles dans les deux tiers environ de leur longueur, ont chacune une origine distincte, une insertion
séparée et des usages différents.

Situation, éten-
due, direction,
forme.

A. La première de ces deux portions n'est autre
qu'un tendon arrondi et très fort qui, né de l'extrémité inférieure du fémur dans l'excavation située
entre le condyle externe de cet os et le bord correspondant de la trochlée rotulienne, traverse la grande coulisse de l'extrémité supérieure du tibia qui lui est destinée, se réunit ensuite à la surface externe du corps
charnu dont il reçoit les fibres, et se termine par deux

Attaches.

_____

[1] Jambier ou tibial antérieur dans l'homme.

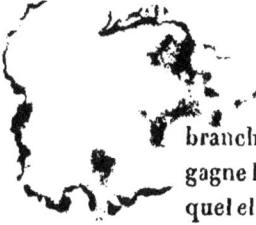

branches, dont une courte et l'autre longue; la première
gagne l'extrémité supérieure du métatarsien principal, auquel elle s'insère en s'élargissant ; la seconde se contourne
obliquement en arrière et en bas jusqu'au côté externe
du cuboïde où elle se termine, après avoir glissé, à
l'aide d'une synoviale vésiculaire, sur la face antérieure
de cet os.

Attaches. B. Beaucoup plus volumineuse, mais moins longue que
celle-ci, la partie charnue du tibio-pré-métatarsien naît
du tibia, en dessous et sur les côtés de la coulisse
dans laquelle glisse la partie tendineuse, et elle se termine inférieurement à un gros tendon qui se divise
presque immédiatement en deux branches de grosseur
et de longueur inégales ; la plus courte et la plus volumineuse en même temps de ces deux branches, se réunit
à la division correspondante de la partie tendineuse du
muscle et gagne avec celle-ci l'extrémité supérieure de
l'os métatarsien principal ; la branche la plus longue glisse
par dessus la précédente, qu'elle contourne obliquement
de dehors en dedans, et elle va s'insérer au second os
cunéiforme.

Rapports. Recouvert par l'extenseur antérieur des phalanges, et
par l'appareil ligamenteux annulaire du tarse, le muscle
tibio-pré-métatarsien recouvre successivement et de haut
en bas : une des synoviales de l'articulation fémoro-tibiale
qui tapisse son tendon d'origine, la face antérieure du
tibia, les vaisseaux tibiaux antérieurs, la capsule fibreuse
de l'articulation tibio-tarsienne et le contour antérieur
des quatre os de la rangée inférieure du tarse.

Action. Ce muscle a évidemment pour usages : 1° de fléchir le
métatarse, mécaniquement par sa corde tendineuse, et
activement au moyen de sa portion charnue ; 2° de
maintenir dans des rapports constants et invariables de

demi-flexion les deux rayons osseux auxquels il est attaché ; 3° de servir en quelque sorte de butée au fémur, et d'empêcher cet os de fuir en avant sur le tibia ; 4° enfin, de restreindre le mouvement de bascule en arrière que le premier de ces deux os éprouve pendant le lever du membre.

DIFFÉRENCES. — 1° Didactyles. La région jambière antérieure se compose de quatre muscles qui sont : le *fléchisseur du métatarse l'extenseur commun des deux doigts*, et deux *extenseurs propres* dont un pour chaque doigt.

Le *fléchisseur du métatarse,* situé sous l'aponévrose jambière qui le recouvre immédiatement, et dépourvu de cette longue corde tendineuse qu'il présente dans le cheval, est composé de trois portions accolées parallèlement l'une à l'autre.

La plus *antérieure* et la plus volumineuse de ces trois portions nait de l'extrémité inférieure du fémur avec l'extenseur commun des doigts, et elle s'insère à l'extrémité supérieure du métatarsien. Des deux autres portions, qui prennent leur origine à l'extrémité supérieure du tibia, l'*externe* s'insère au second os cunéiforme par un tendon qui glisse et s'infléchit sur la face postérieure du tarse où il est maintenu par le ligament commun postérieur de cette section du pied ; la portion *interne* gagne l'extrémité supérieure du métatarsien où elle s'insère tout à côté de la première portion.

L'*extenseur commun des deux doigts,* analogue tout à fait au fémoro-pré-phalangien du cheval, nait de l'extrémité inférieure du fémur par un tendon qui lui est commun avec la plus grosse portion du fléchisseur du métatarse, et il va se terminer à la dernière phalange de

14

chacun des deux doigs par les deux branches de son tendon qui se divise vers le quart inférieur du métatarse.

L'*extenseur propre du doigt interne*, qui naît du fémur
avec l'extenseur commun dont il ne paraît être qu'une
portion détachée, s'insère à la dernière phalange du doigt
auquel il est destiné.

L'*extenseur propre du doigt externe* ou le *péronéo-
pré-phalangien* offre le même mode d'origine que dans
le cheval, et il se termine, comme le précédent, par un
tendon à la dernière phalange du doigt, dont il produit
l'extension.

2° **Porc.** Les muscles *jambiers antérieurs* sont au
nombre de trois seulement comme dans les monodactyles.

Le *fléchisseur du métatarse* est comme dans les didactyles, dépourvu de corde tendineuse et formé de trois
portions accolées parallèlement entre elles.

A. La *portion antérieure*, la plus considérable, naît de
l'extrémité supérieure du tibia et du fémur avec l'extenseur commun des doigts; elle s'insère au scaphoïde et
au second os cunéiforme.

B. La *portion externe* provient de la tête du péroné, et
elle va se terminer à l'extrémité supérieure du petit doigt
interne par un tendon qui contourne de dehors en dedans la face postérieure du tarse sur laquelle ce tendon
s'enroule, glisse et s'infléchit comme dans les didactyles.

C. La *portion interne* provient de la face antérieure
du tibia et elle va s'insérer au second os cunéiforme.

L'*extenseur commun des doigts,* dont l'origine est la
même que celle du fémoro-pré-phalangien du cheval, se
termine par cinq tendons aplatis qui recouvrent la face
antérieure du métatarse; deux de ces tendons vont aboutir au grand doigt interne et les trois autres séparément
vont se terminer à chacun des trois autres doigts.

L'*extenseur latéral* ou le *péronéo-pré-phalangien* se termine par deux tendons destinés pour le grand et le petit doigt externes.

3° **Tétradactyles irréguliers.** Les muscles *tibiaux antérieurs* sont au nombre de quatre comme dans les didactyles.

Le *fléchisseur du métatarse* ne présente point non plus de corde tendineuse; né de la tubérosité antérieure et de la crète du tibia, ce muscle s'insère au troisième os cunéiforme par un seul tendon.

L'*extenseur commun des doigts*, entièrement dérobé par le fléchisseur du métatarse avec lequel il n'a rien de commun à son origine, naît du fémur comme dans les autres animaux, et il s'insère à la dernière phalange des quatre premiers doigts par autant de tendons.

L'*extenseur latéral* ou le *péronéo-pré-phalangien* s'insère à la phalange du premier doigt dont il est conséquemment *l'extenseur propre*. Le quatrième muscle jambier antérieur auquel on pourrait donner le nom de *péronéo-sous-tarsien* naît de la tête du péroné, et il va se terminer tant à l'extrémité supérieure du métatarsien du premier doigt qu'au troisième os cunéiforme par un long tendon qui s'enroule, glisse et s'infléchit sur la face postérieure du tarse. Ce muscle répète du reste très exactement une des portions du fléchisseur du métatarse des didactyles et des tétradactyles réguliers.

RÉGION JAMBIÈRE POSTÉRIEURE,

Ou tibiale postérieure.

Cette région est constituée par six muscles disposés sur deux plans : l'un superficiel, et l'autre profond. Les *jumeaux*, le *plantaire grèle* et le *fléchisseur superficiel des phalanges* forment le premier plan; le *fléchisseur profond* et le *fléchisseur oblique des phalanges* composent le second plan avec le *poplité*.

De ces six muscles, le premier et le dernier sont courts, les quatre autres sont des muscles longs; les cinq premiers se terminent chacun par un tendon.

JUMEAUX DE LA JAMBE OU GASTRO-CNÉMIENS [1].

(Premier extenseur du métatarse, bifémoro-calcanéen.)

Situation, étendue, direction, forme.
Ce muscle est situé à la partie postérieure de la jambe, entre les ischiaux tibiaux, et il s'étend en ligne directe de l'extrémité inférieure du corps du fémur, au sommet du calcanéum où il se termine par un gros tendon qui, réuni à celui du perforé, forme ce que l'on appelle communément la *corde du jarret*. Le bifémoro-calcanéen est un muscle allongé, épais, ovoïde, bifide à son extrémité supérieure et formé de deux corps charnus entrecoupés de nombreuses énervations, revêtus d'une couche aponévrotique épaisse, et terminés par un tendon commun autour duquel celui du perforé s'enroule de dessous en dessus.

Attaches.
Il prend son origine d'une part, au bord antérieur de

[1] De γαστηρ, ventre, et κνημη, jambe.

la fosse qui surmonte le condyle externe du fémur avec le perforé ; et d'autre part , à une tubérosité située au dessus du condyle interne du même os ; il s'insère au sommet du calcanéum par sa corde tendineuse à laquelle se réunissent l'aponévrose jambière et le tendon du plantaire grèle.

Recouvert , en haut , par les ischiaux tibiaux, et le biceps de la cuisse ; en bas par le tendon du perforé , et dans le milieu par l'aponévrose jambière, le bifémoro-calcanéen recouvre la face postérieure de l'articulation fémoro-tibiale , le perforé auquel il adhère intimement, le muscle poplité et les vaisseaux du même nom qui passent entre ses deux têtes, enfin les muscles fléchisseurs oblique et profond des phalanges. Le nerf grand sciatique traverse ce muscle d'arrière en avant , et le petit sciatique passe à la surface de sa portion externe. **Rapports.**

Le bifémoro-calcanéen étend le pied en entier, fléchit la jambe, fait équilibre au poids du corps pendant la station , et réagit sur l'impulsion produite par ce même poids sur la première section du pied pendant la progression. **Action.**

Dans l'extension du pied et lorsque le membre est au lever, ce muscle agit par un levier inter-fixe ; dans l'extension de cette même section, et lorsque le membre est au poser, il agit par un levier inter-résistant qui est, comme on le sait, le levier le plus favorable à l'action de la puissance.

PLANTAIRE GRÊLE.

(Extenseur latéral du métatarse, péronéo-calcanéen [1].)

Enroulé obliquement, de haut en bas et d'avant en ar- **Situation, direction, forme.**

[1] Petit fémoro-calcanéen, dans l'homme.

rière autour du jumeau externe et du perforant, le péronéo-calcanéen est un muscle allongé, aplati, rubané,
mince, très grêle, formé de fibres décolorées, et terminé
par un petit tendon qui se réunit à celui du bifémoro-
calcanéen.

Attaches. Le plantaire grêle prend son origine sur la tubérosité
externe de l'extrémité supérieure du tibia entre l'*extenseur latéral* et le *fléchisseur profond* des phalanges aux-
quel il adhère intimement, et il s'insère au sommet du
calcanéum par son tendon qui se confond à celui du
bifémoro-calcanéen.

Rapports. Ce muscle répond, d'un côté, à l'aponévrose jambière
qui le sépare de la peau, et de l'autre, au fléchisseur profond des phalanges.

Action. De même que le bifémoro-calcanéen, dont il est certainement un bien faible auxiliaire, le plantaire grêle opère
sans doute l'extension du tarse et du métatarse sur la
jambe.

FLÉCHISSEUR SUPERFICIEL DES PHALANGES.

(Sublime, perforé, fémoro-phalangien.)

**Situation, éten-
due, forme.** Situé à la partie postérieure de la jambe, entre les deux
portions du bifémoro-calcanéen, et étendu de l'extrémité
inférieure du fémur à la seconde phalange, le perforé est
un muscle long, fusiforme, très peu volumineux, bifide
à son insertion, entrecoupé d'un très grand nombre
d'énervations, et terminé par un gros tendon qui commence vers le tiers supérieur du tibia.

A partir de son origine, ce tendon descend obliquement en arrière et en s'enroulant de dessous en dessus
autour de celui du bifémoro-calcanéen jusqu'sur le

sommet du calcanéum ; là il s'élargit, s'attache, s'infléchit, et glisse à l'aide d'une synoviale vésiculaire ; puis il longe le calcanéum, s'accole au tendon du perforant, et se comporte ensuite jusqu'à sa terminaison absolument de la même manière que le tendon de l'épicondylo phalangien , auquel le fémoro-phalangien correspond du reste de la manière la plus exacte.

Né de l'excavation située au dessus du condyle externe du fémur, avec la branche externe du bifémoro-calcanéen, ce muscle s'insère aux extrémités de l'éminence postérieure et transverse de la seconde phalange par les deux branches terminales de sa corde tendineuse. **Attaches.**

Recouvert à la jambe par le bifémoro-calcanéen, et au pied par une couche aponévrotique dont les fibres semblent se ramasser pour constituer trois principales brides d'assujettissement dont une sésamoïdienne et deux phalangiennes, ce muscle recouvre successivement les trois muscles profonds de la région jambière postérieure, l'insertion du bifémoro-calcanéen, le sommet et le bord postérieur du calcanéum, puis enfin le tendon du perforant. **Rapports.**

Le perforé fléchit successivement la seconde phalange sur la première, et celle-ci sur le métacarpe ; de plus, il étend le pied en entier sur la jambe, fléchit cette dernière section, fait équilibre au poids du corps pendant la station, et réagit sur l'impulsion exercée par ce même poids, pendant la marche, sur les rayons que son tendon soustend en arrière (1). **Action.**

(1) Il résulte, à n'en pas douter, de l'enroulement du tendon du perforé autour du tendon des jumeaux, une force de résistance plus grande dans la corde du jarret et une solidarité d'action plus intime entre les deux grandes puissances de soutènement et d'impulsion, auxquelles ces tendons font continuité.

FLÉCHISSEUR OBLIQUE DES PHALANGES.
(Péronéo-phalangien.)

Situation, direction, étendue, forme.

Enroulé obliquement, de haut en bas et de dehors en dedans, autour du poplité et du fléchisseur profond des phalanges, long, renflé dans le milieu, terminé par un tendon et formé d'un corps charnu remarquable par la couleur rose et la ténuité de ses faisceaux, le péronéo-phalangien s'étend de l'extrémité supérieure de la jambe au tiers supérieur environ du métatarse, où son tendon se réunit à celui du perforant après avoir traversé un canal ostéo-fibreux oblique, formé par le tibia, l'astragale, et l'appareil ligamenteux du tarse.

Attaches.

Ce muscle prend son origine, non pas au péroné comme on l'admet généralement, mais bien à l'extrémité supérieure du tibia en arrière de la tubérosité externe de cet os, et il se termine vers le tiers supérieur du métatarse, en confondant son tendon à celui du perforant.

Rapports.

Le péronéo-phalangien est recouvert dans sa portion jambière par une lame aponévrotique qui le sépare des jumeaux, et enveloppé sur le côté interne du tarse par une synoviale qui facilite le glissement de son tendon ; il recouvre le poplité et le perforant.

Action.

Ce muscle est congénère du fléchisseur profond des phalanges, et il répète assez bien, par sa structure et son mode de terminaison, la portion du radio-phalangien qui procède de l'olécrane.

FLÉCHISSEUR PROFOND OU FLÉCHISSEUR COMMUN DES PHALANGES.
(Perforant, ou tibio-phalangien.)

Situation, direction, étendue, forme.

Couché dans une direction légèrement oblique, de

haut en bas et de dehors en dedans, sur la face postérieure du tibia, le long du poplité, de l'extenseur latéral
et du fléchisseur oblique des phalanges, accolé à ces
trois muscles, et étendu de la partie supérieure de la
jambe à la dernière phalange, le tibio-phalangien est
un muscle long, épais, rétréci à ses extrémités, contenu dans une gaine aponévrotique spéciale, entrecoupé de fortes énervations, et terminé par un gros tendon qui mesure toute la longueur du pied.

Après un court trajet le long du tibia, le tendon de ce
muscle pénètre dans l'arcade tarsienne, où il s'infléchit
et glisse à l'aide d'une bourse muqueuse vaginale qui
l'accompagne jusque vers le tiers supérieur du métatarse;
là, il reçoit le tendon du péronéo-phalangien et une forte
bride fibreuse qui provient de la face postérieure du
tarse ; puis à partir de ce point jusqu'à sa terminaison, ce
tendon affecte absolument les mêmes dispositions que
celui du fléchisseur profond des phalanges du pied antérieur auquel le tibio-phalangien correspond du reste de
la manière la plus exacte.

Né de la tubérosité externe de l'extrémité supérieure   Attaches.
du tibia, et des deux tiers environ de la face postérieure
du même os, le tibio-phalangien s'insère à la crête demi-
circulaire et inférieure de la troisième phalange, par l'expansion de son tendon.

Recouvert successivement par le péronéo-phalangien,   Rapports.
par l'artère tibiale postérieure, par l'aponévrose de
la jambe, par le vaste ligament annulaire qui complète
l'arcade tarsienne, par le tendon du perforé, puis enfin
par une petite lame aponévrotique et par le coussinet
plantaire, ce muscle recouvre de son origine à son insertion : la face postérieure du tibia, le ligament postérieur de l'articulation tibio-tarsienne, la face postérieure

du tarse, le ligament suspenseur du boulet, les sésamoïdes, le plus externe des ligaments sésamoïdiens inférieurs, le ligament glénoïdien de la première articulation inter-phalangienne, la face postérieure de la seconde phalange, le petit sésamoïde et la face inférieure de la phalange onguéale.

Action. Ce muscle a pour usages : 1° de fléchir successivement et par un levier inter-puissant, la troisième phalange sur la seconde, celle-ci sur la première, et le doigt tout entier sur le métacarpe, pendant le lever du membre; 2° d'étendre le pied tout entier sur la jambe par un levier du second genre, lorsque le membre est à l'appui; 3° de faire équilibre à toute la partie du poids du corps qui pèse sur le pied postérieur pendant la station; 4° enfin de réagir, par un levier inter-résistant, à l'impulsion exercée ·sur le pied par ce même poids pendant la progression.

POPLITÉ.

(Fléchisseur oblique de la jambe; fémoro-tibial oblique de M. Girard, et mieux fémoro-tibial.)

Situation, direction, forme. Situé sur la face postérieure de l'articulation fémoro-tibiale dans une direction oblique de haut en bas, et de dehors en dedans, le poplité est un muscle court, aplati d'avant en arrière, et de forme triangulaire.

Attaches. Ce muscle naît du condyle externe du fémur, sous le ligament latéral de l'articulation fémoro-tibiale par un fort tendon que tapisse une des deux synoviales articulaires, et il s'insère sur la moitié supérieure environ de la face postérieure du tibia par des faisceaux charnus et tendineux d'autant plus longs qu'ils sont plus inférieurs.

Rapports. Le poplité est recouvert par les muscles bifémoro-calca-

perlore

néen et fémoro-phalangien desquels le sépare une couche très épaisse de tissu cellulaire que traverse le nerf grand sciatique, et plus directement encore par le fléchisseur oblique des phalanges ; il recouvre successivement le condyle externe du fémur et la surface articulaire correspondante de l'extrémité supérieure du tibia sur laquelle il glisse et s'infléchit, puis un peu plus bas, les artères poplitées et tibiale postérieure.

Le muscle poplité fléchit la jambe en imprimant à cette région un léger mouvement de rotation en dedans. Action.

DIFFÉRENCES. — 1° **Didactyles.** Les muscles *jambiers postérieurs* sont en même nombre, et offrent à très peu de chose près, les mêmes dispositions que dans les monodactyles.

Le *péronéo-calcanéen* est plus large, plus épais et plus rouge que dans le cheval.

Le corps charnu du *perforé* est plus considérable que dans les solipèdes.

Chacun des deux muscles *fléchisseurs des phalanges* offre le même mode de terminaison que dans le membre antérieur.

2° **Porc.** Le *péronéo-calcanéen* est beaucoup plus large et plus pâle que dans les autres animaux ; il s'attache par son extrémité supérieure au condyle externe du fémur et au sésamoïde correspondant de l'articulation fémoro-tibiale.

Le *sublime* ne s'insère qu'à la seconde phalange de chacun des deux grands doigts.

Le *perforant* est commun aux quatre doigts.

3° **Tétradactyles irréguliers.** Les muscles *jambiers postérieurs* offrent à peu près les mêmes dispositions que dans le porc, seulement le *perforé* est commun à tous les doigts.

MUSCLES DU PIED POSTÉRIEUR.

Dans les animaux monodactyles, les muscles du pied postérieur sont au nombre de cinq. Quatre de ces muscles appelés *lombricaux* , répètent très exactement ceux du pied antérieur, le cinquième nommé *pédieux* ou *tarso-pré-phalangien*, bien qu'il ne se prolonge point jusqu'aux phalanges, occupe le devant des deux sections supérieures du pied.

⚓ PÉDIEUX.

(Petit extenseur du pied, ou tarso-pré-phalangien.)

Situation, direction, forme, attaches. Allongé, aplati, rubané, très petit, tendineux à son origine seulement et sans analogue dans le membre thoracique, le tarso-pré-phalangien occupe la face antérieure des deux premières sections du pied ; ce muscle s'étend obliquement, en avant et en dedans, de l'extrémité inférieure du calcanéum, où il prend son origine par un tendon aplati, au tiers supérieur environ du métatarse où il se réunit au tendon de l'extenseur antérieur des phalanges.

Rapports. Recouvert tout à fait en haut, par le ligament latéral externe superficiel de l'articulation tibio-tarsienne ; au milieu, par les brides qui maintiennent en place les tendons des extenseurs de la région digitée, et en bas, par ces mêmes tendons, le tarso-pré-phalangien recouvre successivement et de haut en bas le ligament tibio-tarsien antérieur auquel il adhère intimement, l'artère tibiale antérieure dont il croise la direction, puis la face antérieure de l'os métatarsien principal.

Indépendamment de son usage comme extenseur de la région digitée, ce muscle semble en outre destiné à opérer le soulèvement du ligament tibio-tarsien antérieur et à empêcher le tendon de l'extenseur de s'écarter des deux premières sections du pied.

DIFFÉRENCES. 1° Didactyles. Point de muscles *lombricaux.*

Le *tarso-pré-phalangien*, plus large, plus épais et plus rouge que dans les solipèdes, provient du contour antérieur de la partie osseuse qui tient lieu de cuboïde et il s'insère sur la face interne du tendon de l'extenseur commun des deux doigts.

2° Porc. Nul vestige de muscles *lombricaux*.

Le *tarso-pré-phalangien* prend son origine sur le contour antérieur du cuboïde, et il s'insère sur la face interne des deux tendons médians de l'extenseur commun des phalanges.

Le ligament carpo-sésamoïdien est remplacé par un muscle, appelé *tarso-phalangien*, et qui répète assez exactement celui auquel on a donné le nom de *carpophalangien* dans le membre antérieur.

3° Tétradactyles irréguliers. Les muscles *lombricaux*, au nombre de quatre, s'étendent des grands sésamoïdes des quatre premiers doigts aux tendons terminaux des muscles perforé et perforant.

Le muscle *pédieux* est formé de trois petites bandelettes qui prennent leur origine en commun sur la face antérieure du cuboïde, et qui vont s'insérer chacune à l'extrémité supérieure de la première phalange du second, du troisième et du quatrième doigt, par un petit tendon.

Dans ces animaux, de même que dans le porc, le ligament sésamoïdien supérieur se trouve aussi remplacé

par un muscle, le *tarso-phalangien*, composé de quatre
portions qui naissent en commun du ligament postérieur
du tarse.

Ces quatre portions musculeuses, de chacune desquelles on pourrait à la rigueur faire un muscle particulier,
se terminent l'une et l'autre par deux branches aux
grands sésamoïdes des quatre premiers doigts.

MUSCLES SOUS-CUTANÉS OU PEAUCIERS.

Les peauciers sont des muscles larges, très minces,
décolorés, pourvus d'aponévroses à leur circonférence
et très intimement unis à la peau sur laquelle ils exercent
une action toute spéciale ; ces muscles occupent le tronc
et sont au nombre de trois de chaque côté, savoir : le
pannicule charnu, le *sous-cutané du cou* et le *sous-
cutané de la face.*

PANNICULE CHARNU,
(Ou sous-cutané du thorax et de l'abdomen.)

Situation, éten-
due, forme.

Couché sur tout le côté de la charpente thoraco-abdominale, le pannicule charnu est non seulement le plus
vaste, mais encore le plus épais de tous les muscles peauciers : il s'étend du bord antérieur de l'épaule à la face
antérieure de la cuisse, et de l'épine dorso-lombaire à
la ligne médiane de l'abdomen, affecte une forme irrégulièrement quadrilatère et présente deux portions,
l'une antérieure ou *scapulo-brachiale*, formée de fibres
verticales, l'autre postérieure ou *thoraco-abdominale*,
dont les fibres sont dirigées longitudinalement. La première de ces deux portions recouvre le côté externe de
l'épaule et du bras, la seconde incomparablement plus
étendue recouvre tout le côté du thorax et de l'abdomen.

Attaché par de larges expansions aponévrotiques, en haut à l'épine dorso-lombaire ; en bas à la ligne médiane de l'abdomen, au bord supérieur du grand pectoral et à la surface de l'aponévrose anti-brachiale ; en avant, aux muscles cervico-acromien et mastoïdo-huméral ; en arrière, à la surface du moyen fessier et du fascia-lata, le pannicule charnu s'insère à la face interne de la peau. *Attaches.*

Recouvert par la peau, ce muscle recouvre les muscles sus-scapulaires et olécraniens, le grand dorsal, quelques uns des inter-costaux externes, le grand oblique de l'abdomen, la tunique abdominale, le fascia-lata et la veine thoracique externe. *Rapports.*

Le pannicule charnu fait trémousser toute la partie de la peau avec laquelle il est en rapport. *Action.*

SOUS-CUTANÉ DU COU,

Ou peaucier.

Le peaucier est le moyen en largeur des trois sous-cutanés : étendu sous la peau de la partie antérieure du cou, depuis le milieu du poitrail jusqu'à l'angle de la mâchoire où il se continue sans interruption avec le sous-cutané de la face, et confondu sur la ligne médiane avec le peaucier opposé, ce muscle est rubané, très mince, aponévrotique à ses bords et formé de fibres qui se dirigent la plupart obliquement, de bas en haut, d'arrière en avant et de dedans en dehors [1]. *Situation, étendue, forme, attaches.*

Recouvert par la peau à laquelle il adhère très intimement, le peaucier recouvre la parotide, la jugulaire, le sterno-maxillaire, le sterno-hyoïdien et thyroïdien, *Rapports.*

[1] Les deux peauciers sont tellement confondus entre eux sur la ligne médiane du cou, qu'on devrait peut-être les considérer comme ne formant qu'un seul et même muscle impair.

le sous-scapulo hyoïdien et le mastoïdo-huméral sur lequel il semble plus spécialement prendre son origine par une aponévrose très déliée que l'on peut suivre jusque sur les muscles splenius et cervico-acromien; ce muscle est parcouru longitudinalement par le cordon cervical du nerf facial et transversalement par de nombreuses divisions des nerfs cervicaux.

Action. Le peaucier fait trémousser la peau de la partie antérieure du cou et affermit la contraction des différents muscles qu'il recouvre.

SOUS-CUTANÉ DE LA FACE.

Situation, étendue, forme. Le peaucier de la face est tout à la fois le moins grand et le plus mince des muscles sous-cutanés; étendu sous la peau de la joue et de l'intervalle intra-maxillaire, depuis l'angle de la mâchoire où il se continue avec le sous-cutané du cou, jusqu'à la commissure des lèvres où il se réunit au labial, ce muscle constitue une expansion charnue mince, et de forme irrégulièrement quadrilatère dans laquelle les fibres affectent la plupart une direction oblique de bas en haut et d'arrière en avant.

Connexions. En rapport, d'un côté, avec la peau, le sous-cutané de la face recouvre le masséter, le plexus nerveux sous-zygomatique, l'artère et la veine du même nom, les vaisseaux maxillo-musculaires, l'artère et la veine glosso-faciales, le canal excréteur de la glande parotide, les muscles alvéolo et maxillo-labial, la partie droite de la branche du maxillaire inférieur, le ventre antérieur du digastrique et le muscle mylo-hyoïdien.

Action. Ce muscle fait trémousser la peau des joues, relève la commissure des lèvres et affermit la contraction des muscles qu'il recouvre.

DIFFÉRENCES. — 1° **Didactyles.** On considère généralement comme des dépendances du *pannicule charnu*, qui
offre du reste la même disposition que dans le cheval,
deux petites zônes musculeuses demi-circulaires qui entourent l'ombilic. Dans le mâle, ces deux bandelettes
charnues descendent en arrière dans le fourreau et rem-
placent les ligaments jaunes qui dans le cheval suspen-
dent cette gaîne cutanée aux parois inférieures de l'abdomen.

Le *sous-cutané du cou* est remplacé par un fascia
aponévrotique excessivement mince et très adhérent à
la peau.

Les *peauciers* de la tête sont au nombre de trois, dont
un *facial* de chaque côté, et l'autre *épicranien* ou *frontal*
impair.

Le *sous-cutané facial* analogue tout-à-fait à celui du
cheval, mais un peu plus large, plus épais et plus rouge,
est formé de fibres dirigées la plupart obliquement de
bas en haut et d'arrière en avant, et entrecroisées sur
la ligne médiane de l'intervalle intra-maxillaire.

Le *sous-cutané frontal*, étendu depuis le chignon jusqu'au niveau des yeux où il se confond à l'orbiculaire
des paupières et aux muscles sus-naso-labiaux, présente
dans son milieu une aponévrose qui va en augmentant
graduellement de largeur de haut en bas.

2° **Porc.** Les muscles *sous-cutanés* sont en même nombre et présentent à peu près la même disposition que
dans le cheval.

Nous ferons seulement observer que, dans le porc gras,
ces muscles sont séparés de la peau par une couche
épaisse de graisse, et que le *sous-cutané du cou* est
formé de deux portions qui sont superposées et toujours
séparées l'une de l'autre par une couche de lard.

15

3° **Tétradactyles irréguliers.** Le *pannicule charnu* se
réunit tout le long de l'épine dorso-lombaire à celui du
côté opposé; il s'insinue sous l'épaule et va se réunir
tant à l'aponévrose d'insertion du grand dorsal qu'à
celle qui recouvre le long fléchisseur de l'avant-bras.

On considère aussi comme des dépendances de ce
muscle deux petites zônes charnues qui entourent l'ombilic, ainsi que cela se remarque dans les didactyles.

Le *peaucier* et le *sous-cutané de la face* ne forment
qu'un seul et même muscle qui recouvre la région cervicale supérieure, la parotide et la joue.

Le *sous-cutané frontal* est à l'état de vestige.

TABLEAU DES MUSCLES DANS L'ORDRE PHYSIOLOGIQUE.

A. MUSCLES DU TRONC.

MUSCLES MOTEURS DU RACHIS.

Ces muscles se divisent en *extenseurs*, en *fléchisseurs*
et en *inclinateurs*.

A. Les *muscles extenseurs* du rachis sont : 1° Pour
le dos et les lombes, l'ilio-spinal et le transversaire
épineux; 2° pour la région cervicale, le splenius, le long
transversal, le court épineux et l'ilio-spinal déjà nommé.

B. Les *muscles fléchisseurs* sont : le grand et le petit
psoas, le long du cou et le droit de l'abdomen.

C. Les *muscles* qui produisent *l'inclinaison latérale*
du rachis sont : les inter-transversaires cervicaux et
lombaires, le carré des lombes, le petit oblique de
l'abdomen, le splenius, le long transversal, le mastoïdo-
huméral, le scalène et les muscles extenseurs eux-mêmes
lorsqu'ils agissent d'un seul côté seulement ; c'est aussi à

ces derniers que doit être attribué le léger mouvement de rotation qu'exécutent certaines parties du rachis.

Au dos et aux lombes, l'extension se fait suivant un levier du premier genre dans lequel les bras des puissances sont représentés par les apophyses épineuses des vertèbres.

Au cou, l'extension s'opère par un levier inter-puissant. C'est aussi d'après ce même levier que se font la flexion et l'inclinaison latérale des diverses régions du rachis.

MUSCLES MOTEURS DU THORAX ET DE L'ABDOMEN.

Ces muscles peuvent être divisés en *dilatateurs* et en *constricteurs*.

A. Les *muscles dilatateurs* sont : les deux petits dentelés et les sus-costaux ; les inter-costaux et le diaphragme, sont, tout à la fois, dilatateurs et constricteurs, du thorax et de l'abdomen.

B. Les *muscles constricteurs* de ces deux cavités splanchniques sont : le transversal des côtes, le triangulaire du sternum, et les muscles des parois inférieures de l'abdomen.

L'élévation des côtes s'opère par un levier inter-puissant.

MUSCLES MOTEURS DE LA TÊTE SUR LE RACHIS.

On les divise en *extenseurs*, *fléchisseurs*, *inclinateurs* et *rotateurs*.

A. Les muscles qui produisent l'*extension* de la tête sont les complexus et les muscles droits supérieurs.

B. La flexion est opérée par les muscles droits inférieurs de la tête.

C. Les muscles splenius, mastoïdo-huméral, long-transversal et obliques antérieurs, sont les agents des mouvements d'inclinaison latérale de la tête.

D. Le muscle grand oblique opère la rotation.

L'extension s'opère suivant un levier inter-fixe, dans lequel le bras de la puissance est représenté par toute la partie de l'occipital étendue de la protubérance de cet os au centre de ses condyles.

La flexion, l'inclinaison latérale et la rotation de la tête s'effectuent par le levier inter-puissant.

MUSCLES MOTEURS DE LA MACHOIRE INFÉRIEURE.

Ces muscles se divisent en *élévateurs, abaisseurs* et *diducteurs*.

A. Les muscles *élévateurs* ou *rapprocheurs* sont le masseter, le crotaphite et le ptérygoïdien interne.

B. Ce dernier muscle est aussi l'agent essentiel du mouvement de diduction.

C. Le stylo-maxillaire, le digastrique et le sterno-maxillaire opèrent tout à la fois l'abaissement et la *rétropulsion* de la mâchoire inférieure, tandis que le ptérygoïdien externe en produit la *prépulsion*.

Dans les mouvements d'élévation et de diduction de la mâchoire, par lesquels s'opère le broiement des substances alimentaires solides, le crotaphite agit suivant un levier du premier genre dans lequel le bras de la puissance est représenté par l'apophyse coronoïde ; le masséter et le ptérygoïdien interne agissent, par un levier inter-puissant si la substance à broyer est placée entre les dents incisives ou les premières molaires, et par

un levier du second genre si la résistance à vaincre est
placée entre les dernières des dents mâchelières.

MUSCLES MOTEURS DE L'HYOIDE.

On les divise en *élévateurs* et en *abaisseurs*.

A. Les *élévateurs* sont les muscles mylo-hyoïdiens,
génio-hyoïdiens, grands et petits kérato-hyoïdiens et les
stylo-hyoïdiens.

B. Les *abaisseurs* sont les sous-scapulo-hyoïdiens,
les sterno-hyoïdiens et thyroïdiens et le digastrique.

MUSCLES MOTEURS DES JOUES, DES LÈVRES ET DES AILES DU NEZ.

A. La joue n'a qu'un seul muscle propre qui en opère
le resserrement ; c'est le buccinateur.

B. Les muscles des lèvres sont : un *constricteur*, l'orbiculaire, et onze *dilatateurs*, dont cinq pairs qui sont le
sus-naso-labial, le zygomato-labial, le buccinateur, l'a-
baisseur de la lèvre inférieure, l'élévateur propre de la
lèvre supérieure, et un impair, le mento-labial.

C. Les muscles moteurs des ailes du nez opèrent tous
la dilatation de l'orifice externe des fosses nasales. Ces
muscles sont, de chaque côté, le sus-naso-labial déjà nommé, le pyramidal des naseaux, le petit sus-maxillo-nasal, et sur la ligne médiane, le transversal du nez.

MUSCLES MOTEURS DE L'OREILLE EXTERNE.

Des dix muscles auriculaires, les deux temporo-
auriculaires et les deux scuto-auriculaires tirent l'o-
reille en dedans et la redressent ; un autre, le parotido-
auriculaire la porte en dehors et l'abaisse ; le zygomato-

auriculaire la tire en avant, les trois cervico-auriculaires portent l'oreille en arrière en lui imprimant un mouvement de rotation par lequel l'ouverture de la conque est tournée en dehors ; le mastoïdo-auriculaire raccourcit et roidit le conduit auditif.

MUSCLES MOTEURS DU BASSIN.

Les muscles de cette partie du tronc sont spécialement affectés aux mouvements du coccyx dont ils opèrent l'*élévation*, l'*abaissement*, l'*inclinaison latérale* et la *circumduction* en agissant tous par un levier interpuissant.

A. Les muscles *élévateurs* du coccyx sont les deux sacro-coccygiens supérieurs.

B. Les muscles *abaisseurs* sont les sacro-coccygiens inférieurs et les ischio-coccygiens.

C. Les *inclinateurs* sont les deux muscles sacro-coccygiens latéraux.

D. De l'action successive de ces quatre ordres de muscles résulte la *circumduction* du coccyx.

B. MUSCLES DES MEMBRES.

1° Membre thoracique.

MUSCLES MOTEURS DE L'ÉPAULE.

Les muscles moteurs de l'épaule se divisent en *élévateurs* et en *abaisseurs*, les uns et les autres de ces muscles sont en même temps *rotateurs* et *fixateurs* de cette première section du membre.

A. Les muscles *élévateurs* sont le trapèze dorsal, le trapèze cervical, le rhomboïde, et le cervico-sous-scapulaire.

B. Les *abaisseurs* sont le petit pectoral, le grand

dentelé, et le grand pectoral qui agit plus spécialement sur l'angle ou le moignon de l'épaule.

MUSCLES MOTEURS DU BRAS.

Ces muscles se divisent en *extenseurs, abducteurs* et *adducteurs,* qui sont en même temps *fléchisseurs* et *rotateurs.*

A. Les *extenseurs* sont le sus-épineux, le mastoïdo-huméral déjà nommé et le coraco-radial.

B. Les *abducteurs* sont le grand scapulo-huméral, le petit scapulo-huméral et le sous-épineux.

C. Les *adducteurs* sont le grand pectoral déjà nommé, le grand dorsal, le sous-scapulo-huméral, le sous-scapulaire, le sterno-aponévrotique et le sterno-huméral.

D. Les *rotateurs* sont le sous-épineux et le petit scapulo-huméral pour la rotation en dehors ; pour la rotation en dedans, le coraco-huméral et le muscle sous-scapulaire déjà nommé.

E. La *circumduction*, toujours très légère, qu'exécute le bras dans les grands quadrupèdes, est ici comme partout ailleurs un mouvement de transition résultant de l'action successive des quatre ordres de muscles placés en opposition les uns des autres.

Tous les mouvements du bras sur l'épaule s'opèrent par un levier du troisième genre dans lequel les puissances sont d'autant plus favorisées que l'angle formé par le scapulum et l'humérus est plus fermé, ou, en d'autres termes, que l'épaule présente une plus grande obliquité.

MUSCLES MOTEURS DE L'AVANT-BRAS.

On les divise en *fléchisseurs* et en *extenseurs*.

A. Les *fléchisseurs* sont le coraco-radial et le muscle huméro-radial qui agissent tous les deux par un levier inter-puissant.

B. Les *extenseurs*, qui sont les cinq muscles olécraniens, produisent l'extension de l'avant-bras suivant un levier du premier genre lorsque le membre est au soutien, et suivant un levier du second genre lorsque le membre est dans l'appui.

MUSCLES MOTEURS DU RADIUS SUR LE CUBITUS.

Ces muscles, que l'on peut diviser en *pronateur* et en *supinateur*, comme dans l'homme, ne se rencontrent que dans le chien et le chat.

A. Le muscle *pronateur* opère la rotation du radius d'avant en arrière et de dehors en dedans.

B. Le muscle *supinateur* produit la rotation en sens inverse.

MUSCLES MOTEURS DU PIED DANS SON ENTIER.

Ces muscles se divisent en *extenseurs*, qui sont en même temps *adducteurs*, et en *fléchisseurs*, qui sont en même temps *abducteurs*.

A. Les *extenseurs* sont l'épitrochlo-pré-métacarpien et le radio-métacarpien. Le premier de ces deux muscles, en raison de son origine à l'humérus, peut encore fléchir l'avant-bras sur le bras.

B. Les *fléchisseurs* sont l'épitrochlo-sus-carpien, l'épicondylo-sus-carpien et l'épicondylo-métacarpien.

Ces trois muscles qui naissent de l'extrémité inférieure de l'humérus, peuvent encore concourir à l'extension de l'avant-bras.

La *flexion* et l'*extension* du pied s'opèrent par un levier du troisième genre.

MUSCLES MOTEURS DES PHALANGES.

Ces muscles se divisent en *fléchisseurs* et en *extenseurs*.

A. Les *fléchisseurs* sont le perforé et le perforant qui concourent encore à opérer la flexion du pied en entier et l'extension de l'avant-bras.

B. Les *extenseurs* des phalanges sont les muscles épitrochlo-pré-phalangien et radio-pré-phalangien.

Il n'existe de muscle *adducteur des doigts* que dans les animaux tétradactyles réguliers et irréguliers, c'est le *carpo-phalangien*.

L'*extension* des phalanges se fait par le levier inter-puissant ; la flexion s'opère suivant ce même levier lorsque le membre est au lever, et par un levier du second genre pendant qu'il est à l'appui.

2° Membre abdominal.

MUSCLES MOTEURS DE LA CUISSE.

On les divise en *extenseurs, fléchisseurs, abducteurs, adducteurs* et *rotateurs*.

A. Les trois fessiers sont, tout à la fois, *extenseurs* et *rotateurs* de la cuisse.

B. La flexion a pour agents l'iliaque et le grand psoas.

C. Le sous-lombo-tibial, le sous-pubio-tibial, le pectiné, le biceps fémoral et le demi-membraneux opèrent l'adduction de la cuisse.

D. La rotation en dehors, à laquelle participent les deux fléchisseurs déjà nommés, a pour agents, le grêle interne, les deux obturateurs, les jumeaux pelviens et le pyramiforme.

E. Le biceps fémoral et les trois fessiers déjà nommé₍,
opèrent la rotation en dedans.

C'est par le levier inter-puissant que s'opèrent tou ₎
ces mouvements de la cuisse.

MUSCLES MOTEURS DE LA JAMBE.

Ces muscles se divisent en *fléchisseurs*, en *extenseul* ₎
et en *rotateurs*.

A. Les *fléchisseurs* sont le poplité et les trois muscle
ischio–tibiaux.

B. Les *extenseurs* sont le droit antérieur de la cuiss
et le triceps crural auxquels s'adjoint le muscle d
fascia lata.

C. Deux de ces trois derniers muscles, prenant leu ₎
origine au coxal , ont en outre pour usage de fléchir l ₎,
cuisse sur le bassin. Lorsque le point fixé des muscle ₎
extenseurs et fléchisseurs de la cuisse est à la jambe, c ₎
organes font basculer le bassin par un levier inter-fixe.

D. Le muscle poplité est l'agent spécial du mouve
ment de *rotation* de la jambe.

Tous les mouvements de cette section du membre on
lieu par un levier inter-puissant.

MUSCLES MOTEURS DU PIED DANS SON ENTIER.

On les divise en *fléchisseurs* et en *extenseurs*.

A. Il n'y a qu'un seul muscle *fléchisseur* spécial, l ₎
tibio pré-métatarsien qui, en raison de son attache a ₎
fémur, concourt en outre à étendre la jambe sur l
cuisse, *et vice versà*.

B. Les *extenseurs* du pied postérieur sont le bifémoro
calcanéen et le péronéo-calcanéen. Le premier de c ₎
deux muscles , naissant du fémur, concourt en outre

opérer la flexion de la jambe sur la cuisse et réciproquement.

La flexion de la jambe se fait suivant un levier interpuissant, et son extension a lieu par un levier inter-fixe lorsque le membre est au lever, et d'après un levier du second genre dans le moment où le membre est à l'appui.

MUSCLES MOTEURS DES PHALANGES.

Ces muscles, de même que ceux du pied antérieur, se divisent en *fléchisseurs* et en *extenseurs*.

A. Les *fléchisseurs* sont le perforé, le perforant et le péronéo-phalangien ; les deux premiers de ces trois muscles sont en outre extenseurs du pied, et le premier, en raison de son attache au fémur, concourt encore à la flexion de la jambe sur la cuisse.

B. Les *extenseurs* sont au nombre de trois, savoir : le fémoro-pré-phalangien, le pédieux qui n'est qu'un auxiliaire de celui-ci, et le péronéo-pré-phalangien ; le premier et le dernier de ces trois muscles sont en outre fléchisseurs du pied, et le premier, en raison de son attache au fémur, concourt encore à produire l'extension de la jambe.

MUSCLES MOTEURS DE LA PEAU.

Ce sont les trois muscles sous-cutanés qui font trémousser la peau, savoir : le peaucier facial sur le côté de la face, le peaucier proprement dit sur la partie antérieure du cou, et le pannicule charnu sur l'épaule, le thorax et l'abdomen.

FIN.

TABLE DES MATIÈRES.

=

B. MUSCLES DES MEMBRES.

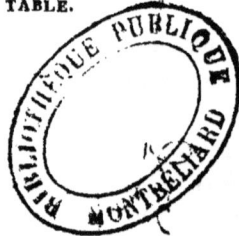

www.ingramcontent.com/pod-product-compliance
Lightning Source LLC
Chambersburg PA
CBHW071643200326
41519CB00012BA/2386